尹常健·著

对接与互融

——中西医结合新视角

山东城市出版传媒集团·济南出版社

图书在版编目(CIP)数据

对接与互融：中西医结合新视角 / 尹常健著. --
济南：济南出版社，2020.8
ISBN 978-7-5488-4552-2

Ⅰ. ①对… Ⅱ. ①尹… Ⅲ. ①中西医结合–研究
Ⅳ. ①R2-031

中国版本图书馆 CIP 数据核字(2020)第 155524 号

责任编辑　苗静娴
封面设计　张　倩

出版发行　济南出版社
地　　址　山东省济南市二环南路 1 号(250002)
经　　销　新华书店
编辑热线　0531-86131722
发行热线　0531-86131731　86131730　86116641
印　　刷　山东联志智能印刷有限公司
版　　次　2020 年 8 月第 1 版
印　　次　2020 年 8 月第 1 次印刷
成品尺寸　170 毫米×240 毫米　16 开
印　　张　15.5
字　　数　260 千
定　　价　108.00 元

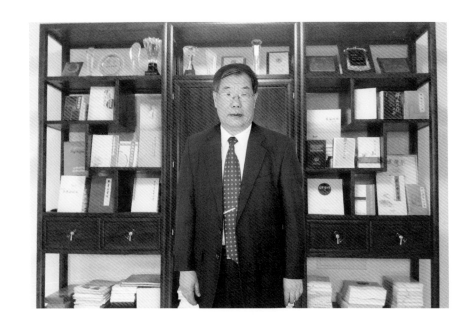

作 者 简 介

　　尹常健(1950—)，男，山东省临朐县人，山东中医药大学附属医院主任医师，二级教授，博士生导师，中国中医科学院传承博士后合作导师。中华中医药学会理事，中华中医药学会肝病专业委员会学术顾问。中国民族医药学会常委，中国民族医药学会医养分会会长。山东中医药学会肝病专业委员会名誉主委。《中西医结合肝病杂志》编辑委员会名誉主委，《世界中西医结合杂志》编委，国家自然基金委评委，山东省十大名医之一，山东省名中医药专家，首届山东名老中医。第四批、第五批全国名老中医药专家学术继承指导老师，全国名老中医药专家学术经验传承工作室指导老师，享受国务院政府特殊津贴。

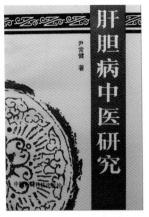
1993 年 11 月第 1 版

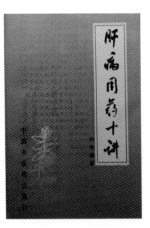
1998 年 9 月第 1 版

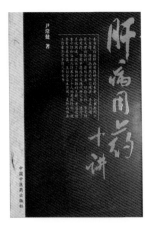
2007 年 8 月第 2 版

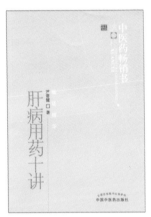
2012 年 1 月畅销书版

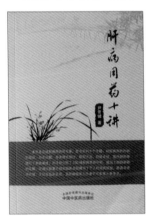
2018 年 6 月第 3 版

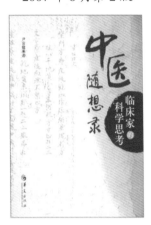
2010 年 1 月第 1 版

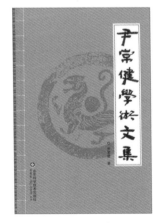
2012 年 5 月第 1 版

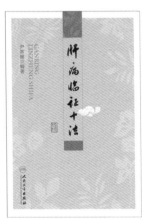
2012 年 8 月第 1 版

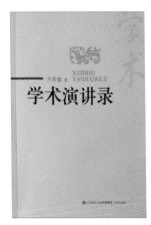
2018 年 1 月第 1 版

作者主要学术专著

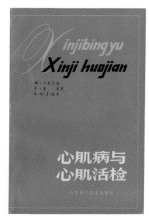

1981 年 7 月 第一版 主译

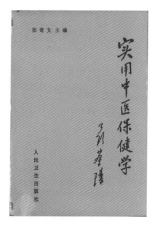

1989 年 9 月 第一版 副主编

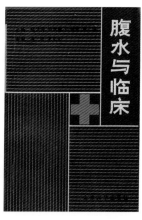

1989 年 9 月 第一版 副主编

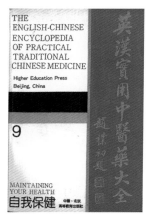

1992 年 12 月 第一版 副主编

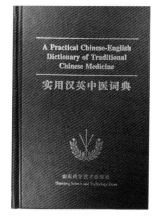

2001 年 12 月 第一版 副主编

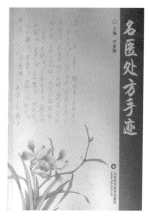

2009 年 12 月 第一版 主编

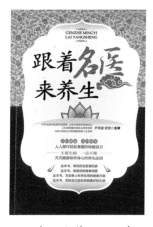

2012 年 7 月 第一版 主审

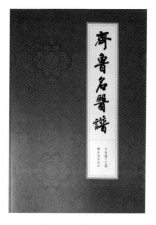

2016 年 4 月 第一版 主编

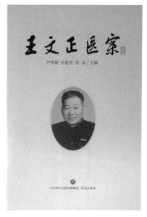

2016 年 4 月 第一版 主编

作者其他主要著作

作者处方手迹

Primary Carcinoma of the Liver

Carcinoma of the Liver may be classified as primary or metastatic. Primary carcinomas of the Liver fall into two types, one of which arises from the po hepatic cells (hepatomas) and the other arises from the intrahepatic bile duct cells, with the former usually outnumbering the latter 4:1.

Primary carcinoma of the Liver occurs quite frequently in our country. In 1958 an incidence of 13.6 percent of all malignant tumours 肝癌 (21, 706 cases) found at autopsy was reported, and in some areas an incidence as high as 46/100000.

Primary carcinoma of the Liver occurs at all ages. In Countries of low incidence the usual age at which the disease appears in between sixty and & seventy. In countries of high incidence, however, the increased incidence occurs prodominantly in the younger age groups.

①

作者英文手迹

前　言

　　中西医结合作为我国医疗卫生事业和医药科技领域的重要实践活动和永恒话题已经经历了六十多年的历程,而今天我们仍然可以肯定地说,无论肯定还是否认,支持或者反对,也不管中西医结合的过程顺利平坦还是艰难曲折,这条道路一定会持续地走下去,直到有一天不再有中医和西医的界别,而只有一种包含了中医又容纳了西医的中国医学,那时候或许才是"中西医结合"这一概念和实践的真正终结,可以想见,一定是路漫漫其修远兮!

　　六十多年来,我国中西医结合的理论和实践虽然取得了许多令世人瞩目的成就,甚至直接催生了我国第一个自然科学的诺贝尔生理学或医学奖,但在中西医学术界仍多有争议,如理论家提出中西医"不可通约"论,某些秉持所谓纯中医理念者则担心"中医西化",主张中医应特立独行;而一部分国人也对中西医学和中西医结合怀有这样或那样的偏见和误解,所有这些都给中西医结合的顺利开展带来了诸多无形的障碍。此外,中西医结合需要学习了西医的中医和学习了中医的西医两支队伍共同完成,但当前我国只有"中学西",而少有"西学中",出现专业队伍的"一头偏"现象,使中西医结合的广度和深度都受到较大的影响。实际上,当前我国的中西医结合任务主要是由工作在各级中医医疗机构的中医临床工作者承担的,只有他们才是中西医结合的践行者和探索者,也许他们的思考和见解才能真正切中肯綮。

　　我自20世纪70年代初踏入医门开始中医学学习及中医临床研究至今已经近五十年了。在长期的临床实践中,我深切地感到随着科学环境的变化及中医治疗目标的转换,那种完全脱离西医的影响坚持所谓纯中医的主张是不现实的,也是行不通的,而中西医结合是两种医学体系在同一块土地上相聚所要做出的必然选择,是中医学术创新发展和现代医学丰富完善的共同需求,更是临床诊疗的实际需要;并且由于科学是一元性的,中西医学研究的目标也是一元性的,这就要求医学只能是一门。目前中西医的差异和分野是历史的阶段性产物，它们最终必将统一起来，因此，从某种意义上说中西医结合是必然的、永恒的，一时结合得不好则是暂时的，这不是我们的主观意志所能决定的，更不是我们要不要和愿意不愿意的问题。

由于理论互融、实践渗透及中西医双重诊疗体系建构等这些中西医结合的基本目标远未实现，诸多的理论与实践问题亦未得到根本的解决，又因缺乏科学合理的顶层设计，中西医结合学科建设和专业研究还很不均衡，理论、实验和临床研究都存在着较大的随意性，中西医结合要走的路还很长，我们面临的任务是艰巨的。以一个中医临床工作者的视角审视中西医结合这一永恒的医学话题，结合个人的经验体会对这一领域的一些基本的理论和实践问题谈谈个人看法、提出个人见解，就成为出版本书的初衷。

本书分为上下两篇，上篇主要从理论和实践两个层面就中西医结合的基本概念和内涵、为什么要中西医结合、能不能结合及如何结合等提出个人看法和见解；下篇主要结合个人长期从事的中西医结合肝胆病研究的临床实践对中西医结合的目标、思路与方法等进行较为系统的阐述，并对国内中西医结合的现状及困扰进行剖析，或可对广大中医和中西医结合工作者提供某些借鉴与参考，希望能有所助益。理论阐述和临床细节描绘往往互为所需，因而个别内容或有某些重复，尚希读者鉴谅。

近年来我有机会在一些专业学术会议上发言，其内容往往涉及中西医结合的许多理论和临床细节，而 PPT 以提纲形式展现，简明直观，本书收录于部分章节内容大致对应的专题，使表达更为简洁清晰，形式也更加活泼。

我的研究生王伟芹、孙玉莉、高占华、鲁玉银等同学在 PPT 制作、文稿打印等诸多方面费力颇勤，辛劳殊多，感谢各位的辛勤劳动！

沈尹默先生在《秋明集》中有诗云："自写情怀自较量，不因酬答损篇章。平生语少江湖气，怕与时流竞短长。"而这也正是我写作本书时的心境与感怀。

本书所论仅从临床实践的单一视角展开，难免浅陋，兼之受学识所限，错谬之处亦多，尚祈读者不吝指正。

尹常健

2020 年 3 月 24 日

目　　录

上　篇

下 篇

上　篇

Shang　Pian

中西医结合——永恒的科学使命

中西医结合虽然在我国已经走过了半个多世纪的漫长历程，也取得了许多令世人瞩目的成就,但至今学术界仍对此时有褒贬,毁誉不一,见解各异,充分反映了国人普遍存在的对中西医结合的视角偏差。因此,对中西医结合的一些基本的理论和实践问题进行系统全面的认识与阐述,以提高学术界及民众对中西医结合的知晓度和认同感,从而促进中西医结合的学术繁荣和事业发展,其重要意义不言而喻。

一、中西医结合的渊源与现状

中西医结合肇端于20世纪初叶中西医汇通派提出的学说和临床实践。20世纪西方医学在我国的广泛传播与飞速发展引起了中医学术界的普遍关注与重视,不少有识之士已经认识到中西医各有所长,应当优势互补,并提出了中西医汇通的愿望与构想。清末民初涌现出以唐宗海、恽铁樵、张锡纯等为代表的中西医汇通的先行者,也正是他们首先提出了中西医结合的美好设想并付诸实践。他们认为中西医在理论上是相通的,在治疗中中药与西药不应互相抵牾,而应当配合应用。张锡纯先生主张医学应当衷中参西,他写了著名的学术专著《医学衷中参西录》,书中对很多疾病的治疗都采用了中西医双重治疗方法和药物,对一些病证的理论认识也接受了许多西医学的观点和理念。民国时期,一些"先知先觉"们更是萌生了实行中西医结合以发展中医的思想, 如北京四大名医之一的施今墨先生明确提出:"中医积累千年之经验, 必须与西洋医学相结合, 始能究其真理。"正是这些医学家们的科学思想和医疗实践催生了我国中西医结合的萌芽。

20世纪50年代,毛泽东主席发出了"把中医中药的知识和西医西药的知识结合起来,创造中国统一的新医学、新药学"的号召,从此我国医药卫生界才正式有了"中西医结合"这一概念和实践。这一号召绝不是一个简单的政治口号和行政号召,而是顺应医学科学发展的潮流并根据我国医疗卫生现状和中西医两种医学并存的现实而提出的。六十多年来,中西医结合在理论和临床的许多研究领域都取得了令人瞩目的研究成果,中西医结合几乎涵盖了所有专业,新的中西医结合诊疗方案不断建立,中医药的疗效机制得到进一步认知与阐明,中西医结合使一些重大疾病的疗效取得突破,极大地丰富了临床治疗学内容,更为重要的是中西医结合的实践过程对中西医学术界的科学理念和广大患者的就医观念都产生了极其深远的影响,是得到绝大部分临床工作者的认可的。一项调查显示:68.85%的患者最喜欢中西医结合医学,65.45%的患者最喜欢中西医结合医院,71.2%的患者最喜欢中西医结合治疗方法;分别有92.21%的医务工作者认为要实行中西医结合医学的诊断,93.52%的医务工作者认为要实行中西医结合的治疗方法。对于某些疾病,如免疫性疾病的调控免疫治疗、肝硬化的抗肝纤维化治疗、肝脏炎症的护肝治疗、中风后的康复治疗等,中西医结合都已成为医者和患者的首选。

几十年来,我国创办了多种中西医结合专业学术刊物,出版和发表了众多中西医结合的科学论著,相继成立了各专业的中西医结合学术团体,有的高等院校还设立了中西医结合专业和硕士、博士学位授予点,中西医结合在我国已经形成一个完整的学术体系。

目前,除中医文献和中医理论教学工作外,从中医临床诊疗到中医科研的选题、设计与实施都无法离开中西医的融汇与贯通,这一点各级中医医疗机构的临床工作者都有切身的感受。从某种意义上说,目前中医医疗和科研机构的中医从业者所从事的实质上都是中西医结合的医疗和科研实践。如果说20世纪五六十年代我国中西医结合队伍是以"西学中"人员为主的话,那么现在每一位中医工作者则都是中西医结合队伍中的一员。诚如祝世讷先生所言:"中西医结合有其深远的历史根源,是历史的产物;同时,它又与20世纪后半叶新的时代条件相联系,是时代的产物……中西医结合研究的兴起,在整个医学发展史上开辟了一条新的发展道路,开创了一个新的发展时代。"汤钊猷院士也说:事实上,中西医结合一直在促进医学发展,提高各种疾病的治疗效果。

与此同时,我们也应该看到,目前中西医结合存在着严重的专业队伍"一头偏"现象,是单向的,即中西医结合工作基本上是在中医和中西医结合机构内进行的,中西医结合队伍也从以往的"西学中"转变为以"中学西"为主的中医从业者,鲜有西医人员主动学习中医并进行中西医结合研究,这就使中西医结合局限在一定的范围之内,对整个医学体系和医疗卫生事业的要求而言,中西医结合在广度、深度及普遍性方面都还是很有限的,是远远不够的。概括地说,中西医是相加尚未相融,是联合尚未结合,是并立而非对接,是随意而未成系统,对于中西医结合的总体目标、思路方法也都未形成共识,也还没有建立起中西医结合诊疗的最佳模式,中西医结合的许多理论与实践问题都有待我们去进行新的探索,我们面临的任务是艰巨的。

二、中西医结合的定义和内涵

对中西医结合的定义和内涵历来有各种不同的理解,李致重先生将中西医结合定义为:"中西医工作者相互合作,中西医学术相互配合,以提高临床疗效为目的的实践过程,谓之中西医结合。"这里主要提到了人员的结合和学术的配合。

刘洋先生则认为:"真正的中西医结合工作,开始于 20 世纪 50 年代,希望因此而创立中国的新医药学。具体做法是在'中学西''西学中'的基础上,用西医阐明中医,将中医纳入西医科学的理论之中。"这里则主要强调了他对中西医结合方法学的个人见解。

其实,中西医结合具有多种含义,首先因其是领袖发出的号召,就自然体现了我国卫生事业和医学科学发展的政策导向,同时还包含中西医的机构结合、队伍结合、人员结合、学科结合等,而最核心最根本的结合则是中西医两套理论体系和技术方法的学术和技术结合。

从学术层面而言,中西医结合不是中医加西医,也不单单是两套诊疗方法的并用,而是必须具备三个方面的条件,即实现中西医理论互融,完成中西医实践渗透和建构起中西医工作者所普遍认同的双重诊疗体系,这既是中西医结合的真正含义,也是中西医结合工作者神圣的科学使命。经过长期努力,最终实现这一目标对推动中医学术的发展和我国医学科学进步都具有极其深远的意义。

三、为什么要中西医结合

(一)两种医学体系并存的必然选择

中西医结合是中国医学发展史上的重大事件,这一事件的发生不是偶然的,而是中西医学两种医学体系共同汇聚于中国的土地上所引发的必然结果。中医学在我国已有两千多年的历史，在西医学未进入我国之前，中医学是沿着自己的道路、按照自身的规律去发展的。19世纪西方医学进入我国并逐渐占据医学的主导地位，出现了中西医两种医学体系并存的现实。中西医学虽然在理论体系、思维方式和诊疗方法等许多方面都存在着巨大差异，但其宗旨目标和针对的客体却是相同的，这就是防病治病、提高健康水平、改善生命质量，中西医在运行的过程中就绝不可能各行其道，而必定会有交叉、碰撞和融合。这就使中西医两种医学体系不是互相取代就是互相结合，不是互相排斥就是互相渗透，不是互相拒绝就是互相移植，不是互相对立就是互相借鉴，毫无疑问，理智而正确的选择应当也只能是后者，正如诺贝尔奖获得者屠呦呦所言："通过青蒿素的研究经历，深感中西医各有所长，二者有机结合，优势互补，当具有更大的开发潜力和良好的发展前景。"

中西医作为人类防病治病的智慧结晶，既有各自的优势与特色，又有各自的局限与不足，进行互融与渗透、互补与借鉴也就成为势所必须，正如张伯礼院士所言：中西医优势可以互补，但不能互相取代。在2020年冬春之际进行的新冠肺炎中西医结合救治中也充分显示了这一特点。而在当今世界，唯有中国才会有这种可能。中西医结合是我国医学科学发展的必然要求，也是临床诊疗的客观需要，而不是我们要不要和愿意不愿意的问题。

（二）中医学术自身发展的实际需要

当前，中医面对的治疗目标已经由传统的中医病证全面转换为现代医学疾病，我们进行的一切中医研究，包括临床诊治、疗效评价、新药研制、科研设计及实施等，都无一例外地是以西医疾病如乙型肝炎、糖尿病、肾炎等作为靶向和目标的，而不再是头痛、胁痛、消渴等中医病证，而对于疗效目标的追求也从单纯追求"证"的减轻或消失转变为追求现代医学疾病病变实质及相应的客观指标的改善和恢复。而传统中医理论并没有为现代医学疾病的中医诊疗准备好现成的答案，迫切需要进行中医理论的创新，要创新就要充分吸纳现代医学成果，进行理论的印证和融合、诊疗方法的互补和借鉴，从而使中医学真正成为一个开放的学术体系，促进中医学术的进步与发展。中西医结合就成为借鉴现代医学最新成果的最佳途径，在全新的科学环境下，拒绝融入现代医学科学理念是不现实的。正如刘刚先生所言："当代中医人的思维正在打破古今二元对立、中西二元对立模式，明确了中医科学与文化双重身份；在继承民族优秀传统的同时，确立了中医现代化和中西医结合的合法性，为解决中医传统性与现代性两难困境的思考打开了新的空间。"屠呦呦也指出："中医药界需要打开封闭的围墙，敞开胸怀，接纳日新月异的现代科技。"

（三）现代医学发展的客观需求

新中国成立以来，特别是近三十年来，西医学在教学、医疗和科研的各个领域都取得了巨大的发展和举世瞩目的成就，使我国医疗卫生的面貌发生了翻天覆地的变化，很多学科已经接近或超越世界先进水平，这是世所公认的。

但是，随着疾病谱的巨大变化，生活方式病的日渐增多，老龄化社会的初步形成，亚健康状态的普遍化，特别是健康观念和医学模式的改变，在医学科学的许多领域，都还有西医学无法根本解决或解决得不好的医学难题，如抗生素和抗病毒药物的广泛应用所导致的病原微生物变异和耐药、肿瘤化疗和放疗的毒副反应、手术后的康复治疗及多种疾病的药物依赖问题等都需要中医学的介入和参与，从而进行中西医方法学和技术的借鉴与互补，这样可以大大丰富临床治疗学内容，完善医疗服务功能。从某种意义上说，在中国，离开了中医学介入的医学体系是不完整的。正如毛泽东所说："西医要跟中医学习，具备两套本领，以便中西医结合，有统一的中国新医学、新药学。"也如陈竺院士所言："打破中西医之间的壁垒，是东西方两种力量的汇聚，是现代医学向更高境界提升和发展的一种必然趋势。"韩启德院士也说："我认为如果中医、西医能够结合起来，如果现代医学能够采用中医的根本思维方式，能够把中医的成果跟现代医学的成果结合起来，这将是人类文明发展的一个突破性进展，所以，我认为中医与西医的有机结合必将是人类最有吸引力、最有影响的一个突破。"

四、中西医能不能结合

对中西医能不能结合的问题，学术界一直存在着争论，不少人存有疑虑甚至持否定态度。如有人指出中西医学在方法论上有本质区别，在理论上缺乏真正结合的基础；有人认为中西医学两套不同的理论体系根本不可能结合；也有人认为中医是文化，是科学，是技术，而这三个方面都有鲜明的民族性，而民族性决定了中西医结合的艰难。

实践证明，这些观点是仅仅局限于对中西医理论和概念层面的表象化认识，持这种观点的人主要是理论和医史工作者，往往缺乏对具体专业和疾病的深入研究，缺乏对中西医学科学本质的系统了解，有些提法是想当然的，因而这些观点是肤浅的、片面的甚至是错误的。

中西医学虽然理论体系不同、思维方式有别、诊疗模式存在较大差异,但是二者针对的客体、治疗的目标、研究的目的却都是一致的。中西医学都是在同疾病斗争的实践中诞生和不断发展的,二者对人体生理病理、发病规律、防治原则等基本问题的认识本质上都是相近的、相关的甚至是相同的。

以肝病为例,中医之黄疸、肝积、鼓胀与现代医学病毒性肝炎、肝硬化、门脉高压等疾病之间在理论和临床的各个方面都具有密切的相关性,存在着广泛的内在联系。首先,中西医对肝的物质认识都是建立在解剖学基础之上的,是基本一致的;对肝的主要生理功能和病理变化规律的认识也是非常相近的;对病因认识,中医学认为"杂气""疫毒"等特异性、传染性致病因子、虫毒、过度饮酒等是引起黄疸、肝积和鼓胀的主要病因,而现代医学则证实肝炎、肝硬化等肝脏疾病由肝炎病毒、血吸虫及乙醇中毒等引起,二者几乎是完全一致的。其次,在治疗上,现代医学主要采取抗病毒、抗炎、护肝、利水等治疗措施,而中医则用清热解毒、利湿退黄、凉血活血、利水消胀等为治法,中西医在治疗方向上也是大体相符的。近年来的研究表明,清热解毒法可以减轻肝脏炎症、改善肝脏生化指标,活血化瘀法则可改善肝脏微循环,使肝脏纤维化程度减轻,在针对目标和疗效体现上是基本一致的。中医经典著作《金匮要略》提出肝病用药的总原则:"肝之病,补用酸,助用焦苦,益用甘味之药调之。"现代医学则从酸味的五味子中提取有效单体制成联苯双酯、双环醇,从苦味药山豆根中提取有效成分制成肝炎灵,从甘味药甘草中提取甘草甜素等有效成分制成甘利欣及异甘草酸镁等,而这些都成为主要的抗炎护肝药。这绝不是偶然的,而是两种医学科学超越时空的碰撞和交融,充分证明了中医学真实的科学内涵。中医在两千年前发明的针刺放腹水法,与现代医学之穿刺放腹水在穿刺部位、间隔时间、穿刺禁忌等方面几乎一致;中医制定的黄疸病人应卧床休息,鼓胀病人应"限盐、戒酒"的生活调养原则更与现代医学完全吻合。

再如消渴之与糖尿病,哮喘之与喘息性支气管炎,腹泻之与结肠炎等疾病,中西医也都具有相近的认识,痢疾与菌痢则几乎完全相同。中医药生津止渴、化痰平喘、健脾止泻及清肠解毒等作用功效就成为这些疾病共同的疗效学基础。至于中医用麻黄汤宣肺平喘,西医用麻黄素松弛支气管平滑肌,中医止泻重用黄连,西医治肠炎则用黄连素等就更是如出一辙。

临床治疗技术层面上的结合就更是应用广泛,如闭合性骨折 X 线下的手法整复,针灸与电疗的结合,中药离子透入治疗,中药介入治疗等日益显示出简便易行、富于实效的优势。

这些实例都告诉我们,中西医结合具有坚实的理论基础和充分的实践依据,这也正是我们今天用中医理论和方法治疗现代医学疾病仍然适用和有效的根本原因所在。

五、中西医如何结合

中西医如何结合既有指导思想的问题,也有方法学问题。毛泽东主席曾指出:"今后最重要的是首先要西医学习中医,而不是中医学习西医。"他还说:"要向外国学习科学的原理。学习这些原理,要用来研究中国的东西,我们要西医学习中医,道理也就是这样。自然科学、社会科学的一般道理都要学……如果先学了西医,先学了解剖学、药物学等等,再来研究中医、中药,是可以快一点把中国的东西搞好的。"陈可冀院士曾提出中西医结合的指导思想是:"疗效为先、创新驱动、规范设计、基础临床互动。"汤钊猷院士曾提出中西医结合治疗肝癌的"十二个互补",即局部与整体互补、微观与宏观互补、辨病与辨证互补、攻邪与扶正互补、堵杀与疏导互补、单一与综合互补、精准与模糊互补、多益与复衡互补、速效与缓效互补、侵入与非侵互补、治病与治人互补、重刚与重柔互补,这十二互补也恰恰是中西医结合临床研究的真正内涵。六十多年来,一大批优秀的西医专家通过系统学习中医,成为国内知名的中西医结合的大家,为推动我国中西医结合学术发展发挥了重要作用。自20世纪80年代至今的近四十年来,这一状况发生了根本性逆转,成为"中学西"为主,高等中医药院校西医课程设置比例不断加大,一些中医从业人员包括一些知名专家都根据自身的需要进行系统的西医学习,他们中间也有不少人成为中西医结合的知名专家。在中西医结合的方式上,无论是"西学中"或"中学西"应当说都是可行的和必要的。

以学术结合而言,中西医结合研究具有十分广阔的领域,在方法和内容上已有许多成功的经验和构想,如辨证与辨病相结合、宏观与微观相结合、临床观察与实验研究相结合等。在制定证的客观化标准时,将现代医学生化学、免疫学、影像学、病理学、分子生物学检测等作为中医望闻问切四诊的延伸,将其结果作为证候标准的补充内容,使证更能反映疾病的本质;将中药药理学结论作为中药性味归经、功效主治的有益补充,临床用药时,在不违背中医辨证论治的原则和前提下,适当选用某些对某种疾病某一环节或某一病变实质有改善作用的药物,以提高临床疗效和避免用药的盲目性等都是中西医结合很好的例证。实践证明,这些方法是行之有效的,随着中西医结合工作的深入开展,必将创立和诞生更为丰富多彩的结合途径与方法。

六、中西医结合的三大目标

（一）实现理论互融

实现中西医理论的有机互融是中西医结合的主要目标和关键所在。实现理论互融的目的不是否定中西医在理论体系、思维方式等方面的差异,而在于更深入地探索二者在生理、病理、临床等诸多方面的内在联系,从理论与实践的角度进行反复印证,真正找到其互融点,进行理论的相互融合。唯有如此,中西医结合的一些基本理论问题才有可能获得较为圆满的解决,从而为中西医结合的临床实践提供坚实的理论支撑。

（二）完成实践渗透

实践渗透就是将中医理法方药、辨证论治的基本原则和方法与现代医学诊疗手段紧密结合起来,将中医历代医家的经验积累与近三十年现代医学研究取得的新成果、新经验紧密结合起来,将中医治法学、方药学与现代中药药理学、毒理学结论紧密地结合起来,将临床证治规律与实验研究结论紧密结合起来,进行比较分析、综合判定、互相借鉴、互相补充,取长补短,以适应临床研究的各种需求。

（三）建立起中西医结合双重诊疗体系

在理论互融和实践渗透的基础上建立起中西医结合的双重诊疗体系,这不但是中西医结合的终极目标,也是实现创立我国统一的新医学、新药学伟大科学理想的唯一正确途径。

双重诊疗体系,既要有西医病的诊断,又要有中医证的分析,还要充分体现中西医治疗的疗效评判标准,确定中西医的恰当疗程、停药标准、减药标准、调方指征,中药服用还要有相对统一固定的量的标准和煎药方法的要求,根据病情不同阶段和不同环节的需要,可单用中药或西药治疗,可先用西药、后用中药,也可先用中药、后用西药,或中西药并用;或西药主导、中药辅助,或中药主导、西药辅助,取长补短,最大限度地发挥中西医治疗的增效、减毒、纠偏作用。一病双诊双治,方案明确具体,可操控性强,从而发挥综合疗效的优势,而这一优势是中医和西医都不可能单独具有的。几十年来,中西医结合的实践证明,这是完全可以做到的。

七、中西医结合的主要障碍

中西医结合的主要障碍不是来自政策,因为中央确立的"中西医并重"的指导方针为我们提供了可靠的政策保障;也不是来自中西医学术本身,因为中西医理论与临床都具有广泛的趋同性和一致性,结合是完全可行的;而主要来自国人和学术界人士普遍存在的视角偏差,主要反映在以下几个方面。

（一）中医异化论

有人担心中西医结合会使中医异化,最终失去本色和优势,甚至有人认为中西医结合名为发扬中医,实为消灭中医,提出"结合一点、消灭一点、完全结合、完全消灭"。

实践证明,这一担心是完全没有必要的,恰恰是中西医结合的实践过程使我们进一步认识到中医的科学属性,使我们真正感受到古代医学家的聪明和智慧,更使我们真正认识到中西医学作为人类同疾病斗争的智慧结晶,既具有各自的优势与特色,又各有自身的局限与不足,从而恢复理性的思考和眼光,而这对于我们把握中医学术发展的方向又恰恰是最重要的。

随着中西医结合的开展,我们会根据治疗目标的转换,不断地将现代医学科学的理念融入中医研究,这一过程可能会使中医某些传统的表象特色发生一些淡化,但却会使它的科学内涵更加丰富,同时,中医诊疗不断参与现代医学疾病的临床研究,这又大大拓展了中医研究的广度和深度,而这也正是中医学术进步所最需要的。

因此,我们可以说,恰恰是中西医结合增强了我们的自信,不但不会使中医学异化,还会使它的理论更为充实,方法更为完善,它所发挥的作用也就更加重要。

（二）中医独立论

近年来,有人认为中西医本是两股道上的车,应各行其道,中医应独立前行,强调在经典著作中找解决问题的办法,坚持完全按传统中医模式从事中医医疗活动,强调自我完善、自我发展。如果中西医是两门不同的东西方艺术的话,这一主张也许是可行的,因为艺术是可以独立发展的,如你画你的油画,我画我的国画,你拉你的提琴,我弹我的琵琶,它们之间是平行的。中西医学却都是针对相同客体的生命科学,面对相同的任务和目标,中西医在其运行的过程中绝不可能各行其道,融合是不可避免的。随着中医治疗目标由单纯中医病证向现代医学疾病的全面转换,要完全使中医游离于现代医学之外,坚守壁垒,是不现实也是行不通的。中医学只有具有开放、包容、兼收并蓄的胸怀和学术创新的内在驱动力,才能保持旺盛的生命力,那种不受"西医学影响"的所谓创新是不切实际的。在科学昌明的今天,我们的视野和眼界绝不应该连清末民初的中西汇通派都不如,我们应该清醒地认识到,今天我们思考中医的所有问题如果脱离治疗目标和科学环境变化这一现实,就永远不会得出正确的结论。

(三)中西对立论

中西医在同疾病做斗争的过程中本是两支并肩作战的同盟军,有着最为亲近的学术亲缘关系,理应并行不悖、优势互补,但是,近百年来的中医存废之争不断演化成中西医之争,似乎中西医是一对天生的冤家,不是你吃掉我,就是我吃掉你。如,有人人为地将中西医对立起来,将中医发展困境责之于西医学的迅猛发展,并因此对西医学占据我国医药卫生的主导地位心有不甘,耿耿于怀;有人甚至提出唯有中医学的系统论、辨证逻辑等理论体系才是医学科学发展的根本方向;另有人则从根本上否认中医的科学属性,视中医为玄学;更有人根本不了解中西医学的科学精髓,也不知晓中西医学在科学本质上的趋同性和一致性及方法学上的互补性,想当然地夸大中西医的本质区别和学术差异,人为地制造中西医结合的学术理论障碍。

实践证明,中西对立论的一些观点是偏激的,也是片面的。中西医学针对着相同的目标,承担着共同的使命。中西医学作为医学科学和防病治病技术,有着相同的产生和发展历程,都是经过实践—认识—再实践—再认识,最后上升到理论的过程,中西医对人体的生理病理、发展规律及防治原则等基本问题的认识并无本质的区别,只是采用了不同的表述方法,建立了不同的诊疗模式而已。中西对立论既有碍于中西医结合的顺利进行,也不利于中西医各自的学术发展。

结语

我国中西医结合五十年的经验充分证明,联合优于单用、互补胜于竞争;中西医结合是我国医学科学发展的必然要求,是永恒的,一时的不能结合或结合得不好则是相对的、暂时的,这是不以我们的主观意志为转移的。正如祝世讷先生所言:"中西医要不要结合,能不能结合,这不是人的主观意志问题,而是科学发展的客观规律问题。医学研究对象的一元性决定着医学只能是一门,中西医的分立不过是整个医学发展不充分、不完备出现的学源争鸣,是一种历史现象,必将在历史上消失,其融合统一是必然的。"

中西医结合是一项伟大的科学工程,它既是东西方智慧的互融,也是历史与现代的交汇,中西医学两套科学元素的汇聚必将催生中国统一的新医药学的诞生,从而使中国医学真正领先于世界并为人类的健康做出更大的贡献。

架构起中西医对接互融的学术桥梁

尹常健
2017年12月

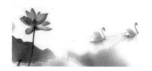

目录

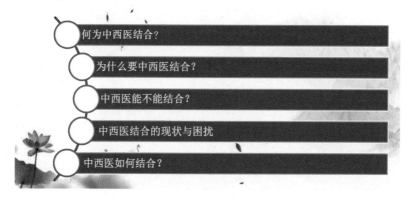

- 何为中西医结合？
- 为什么要中西医结合？
- 中西医能不能结合？
- 中西医结合的现状与困扰
- 中西医如何结合？

何为中西医结合（一）

- **基本概念**

　　将传统中医药知识和方法与西医西药知识和方法结合起来，在提高临床疗效的基础上，阐明机理进而获得新的医学认识的一种途径。中西医结合在我国已经成为卫生工作指导方针。

　　中西医结合发轫于临床实践，逐渐演进为有明确发展目标和独特方法论的学术体系。

　　　　　　　　　医学途径，
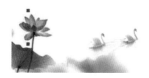　　　　　工作方针，
　　　　　　　　　学术体系。

何为中西医结合（二）

▪历史渊源（1）

肇端于20世纪初中西医派。

◆唐宗海
参酌乎中外，以求尽美尽善之医学。
兼中西之说解之，不存疆域异同之见，但求折衷归于一是。

◆朱沛文
中西医"各有是非，不能偏主"，认为中西医之间，虽有可通之点，但也存在不同之处，主张通其所通，存其互异。

◆恽铁樵
中医而有演进之价值，必能吸西医之长，与之化合。

何为中西医结合（三）

历史渊源（2）

张锡纯　　试图印证中西医理论的相同性，
　　　　　主张中西医药用并用，
　　　　　撰著《医学衷中参西录》。

20世纪20年代，毛泽东主席指示"用中西医两法治疗"。
20世纪50年代，毛泽东发出中西医结合创造中国统一的新医学、新药学的号召。我国医药卫生界正式有"中西医结合"这一概念和实践。
20世纪50年代末，毛泽东主席支持举办"西学中学习班"。

何为中西医结合（四）

经典语录

施今墨
中医累积千年之经验，必须与西洋医学相结合，始能究其真理。

毛泽东
把中医中药的知识和西医西药的知识结合起来，创造中国统一的新医学、新药学。

刘洋
在中学西、西学中的基础上，用西医阐明中医，将中医纳入西医科学的理论之中。

李致重
中西医工作者相互合作，中西医学术互相配合，以提高临床疗效为目的的实践过程，谓之中西医结合。

尹常健
所谓中西医结合是指中西医实现理论互融，完成实践渗透，建构起中西医双重诊疗新体系的科学历程。

何为中西医结合（五）

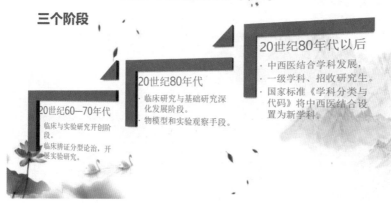

三个阶段

20世纪60—70年代
· 临床与实验研究开创阶段。
· 临床辨证分型论治，开展实验研究。

20世纪80年代
· 临床研究与基础研究深化发展阶段。
· 物模型和实验观察手段。

20世纪80年代以后
· 中西医结合学科发展，
· 一级学科、招收研究生。
· 国家标准《学科分类与代码》将中西医结合设置为新学科。

何为中西医结合（六）

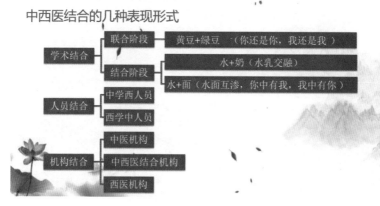

中西医结合的几种表现形式

学术结合	联合阶段	黄豆+绿豆（你还是你，我还是我）
	结合阶段	水+奶（水乳交融）
		水+面（水面互渗，你中有我，我中有你）

| 人员结合 | 中学西人员 |
| | 西学中人员 |

机构结合	中医机构
	中西医结合机构
	西医机构

为什么要中西医结合（一）

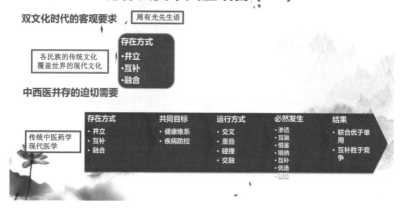

双文化时代的客观要求　周有光先生语

各民族的传统文化覆盖世界的现代文化

存在方式
· 并立
· 互补
· 融合

中西医并存的迫切需要

传统中医药学 现代医学

存在方式	共同目标	运行方式	必然发生	结果
· 并立	· 健康维系	· 交叉	· 渗透	· 联合优于单用
· 互补	· 疾病防控	· 重叠	· 互融	· 互补胜于竞争
· 融合		· 碰撞	· 借鉴	
		· 交融	· 吸纳	
			· 互补	
			· 优选	

为什么要中西医结合（二）

中医治疗目标转换

- 中医病证→西医疾病
- 既要治疗中医"证"，又要针对西医"病"。

疗效目标改变

- 中医"证"的消除与减轻，
- 西医"病"的康复与改善，
- 实现中医证候与西医客观检测指标的双重改善。

- 中西医双重介入就在所难免，中西医结合也就势所必需。
- 有人统计2010—2012年《中医杂志》临床研究论文351篇，其中中医病名13篇（3.28%）、中西通用5篇（1.45%）、西医病名326篇（94.7%，为中医病名的25倍）。

为什么要中西医结合（三）

- **中医学术自身发展的实际需要**

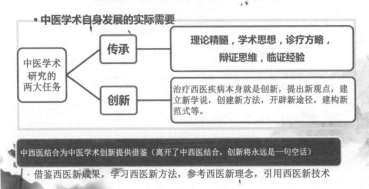

中医学术研究的两大任务

传承 —— 理论精髓，学术思想，诊疗方略，辩证思维，临证经验

创新 —— 治疗西医疾病本身就是创新，提出新观点，建立新学说，创建新方法，开辟新途径，建构新范式等。

中西医结合为中医学术创新提供借鉴（离开了中西医结合，创新将永远是一句空话）

- 借鉴西医新成果，学习西医新方法，参考西医新理念，引用西医新技术

为什么要中西医结合（四）

- **现代医学发展的客观需求**

- 疾病谱变化
- 生活方式病日渐增多
- 老龄化社会形成
- 亚健康状态普遍存在
- 健康观念与生物医学模式的变化

客观困境

- 许多医学难题并未解决
- 抗生素抗病毒药物不应答或应答不全
- 抗生素抗病毒药物的耐药问题
- 肿瘤化疗放疗的毒副反应
- 多种疾病的药物依赖
- 卫生经济学限制
- 治疗依从性障碍
- 等

实际局限

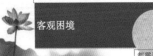

都需要中医学的介入

中西医能不能结合（一）

周有光先生 科学一元论
科学是世界性的，一元性的，没有东方西方之分……学派可以不同，科学总归是共同的、统一的、一元的

王锡民先生
既然中西医研究的对象是同一人体，在同一人体内绝不可能出现两种毫不相干的结构和功能理论

中医西医同为医学，对生命与健康的本质层面的认识是一致的、趋同的、相关的。

中西医研究的内容

人体结构　生理功能　病理变化　疾病防控　➡ 这也正是中西医结合的根基

中西医能不能结合（二）

· 解剖结构的一致性：中医学最早起源于解剖。

《灵枢·经水》："若夫八尺之躯，外可度量切循而得之，其死，可解剖而视之。"

《灵枢·肠胃》：详细描述唇、齿、会厌、舌、贲门、胃、小肠、回肠、广肠等消化系器官的形态、位置、长度、相互距离；《难经》又增五脏及喉咙、胆、膀胱、肛门等，与现代医学大致相符。

《内境图》：最早的人体解剖图，与现代解剖基本吻合。

《欧希范五脏图》："肺之下则有心、肝、胆，脾胃之下有小肠……大肠之旁有膀胱……肾则二，一在肝之右，微下，一在脾之左，微上，脾则在心之左。"与现代解剖基本一致。

中西医能不能结合（三）

· 生理功能的趋同性

中西医虽不尽相同，但主要生理功能都有很强的对应性，如：心主血脉，肺主呼吸，肾主水液代谢，膀胱贮存尿液，女子胞主月经和孕育胎儿，中西医几乎完全一致。

再如：消化功能

中医	西医
· 脾之运化水谷，胃之受纳腐熟，肝之疏泄气机，胆汁之助消化，小肠泌别清浊，大肠排泄糟粕。	· 口腔、食管、胃、小肠、结肠、胰、肝、胆等脏器参与，唾液、胃液、胆汁、胰液、肠液共同完成。胃肠机械动力作用。

中西医能不能结合（四）

病因的对应性

如：中医鼓胀与西医肝硬化腹水

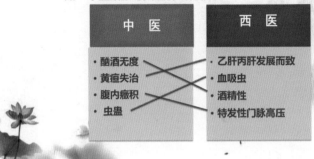

中 医	西 医
· 酗酒无度	· 乙肝丙肝发展而致
· 黄疸失治	· 血吸虫
· 腹内癥积	· 酒精性
· 虫蛊	· 特发性门脉高压

中西医能不能结合（五）

临床表现的一致性

中医：黄疸

· 《内经》："溺黄赤安卧者，黄疸……目黄者曰黄疸""身痛而色微黄……黄疸也……不嗜食"。

西医：黄疸型肝炎

· 巩膜皮肤黄染，尿黄，倦怠乏力，食欲减退等。

中医：臌胀

· 《灵枢》："腹胀身皆大，大与腹胀等也，色苍黄，腹筋起，此其候也。"
· 《诸病源候论》："若积引岁月，人即柴瘦，腹转大。"

西医：肝硬化腹水

· 腹膨隆，腹水征，可有黄疸，胸腹壁可有静脉曲张，四肢消瘦等。

中西医能不能结合（六）

预后判定的趋同性

中医：黄疸

· 《金匮要略》："黄疸之病，当以十八日为期，治之十日以上瘥；反剧为难治。"
· 《诸病源候论》："热毒所加，故卒然发黄，心满气喘，命在顷刻。"
· 朱丹溪："时行疫疬，亦然发黄，杀人最急。"

西医：黄疸型肝炎

· 急性期恢复较快，经过治疗未愈或加剧者，重型肝炎者，预后多不良。

中西医能不能结合（七）

中西医治疗理念与原则的相近性

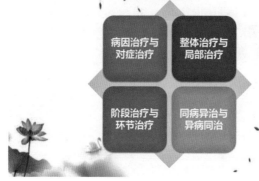

病因治疗与对症治疗

整体治疗与局部治疗

阶段治疗与环节治疗

同病异治与异病同治

中西医能不能结合（八）

临床诊法的异曲同工

中医：望、闻、问、切

· 十问歌（张景岳）
· 极闸人定议病式（喻嘉言）

西医：望、触、叩、听

· 主诉、现病史、既往史、家族史、月经史、胎产史等

中西医结合的现状与困扰（一）

成就斐然

◆ 改变了我国单一的诊疗模式，

◆ 改变了大众的就医理念，

◆ 丰富了疾病的临床治疗学内容，

◆ 新建学科，新设课程，新建机构，学位设置，创建刊物，出版著作，成立学术团体，青蒿素，人工麝香酮，活血化瘀研究，砷剂对肿瘤的防治研究，中西医结合防治肝炎、SARS、流脑、乙脑等传染病研究等，都取得了举世瞩目的成就。

中西医结合的现状与困扰（二）

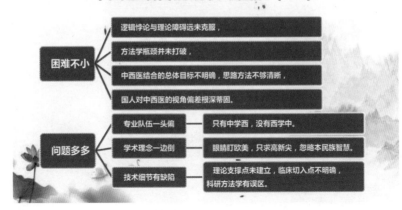

困难不小
- 逻辑悖论与理论障碍远未克服，
- 方法学瓶颈并未打破，
- 中西医结合的总体目标不明确，思路方法不够清晰，
- 国人对中西医的视角偏差根深蒂固。

问题多多
- 专业队伍一头偏 —— 只有中学西，没有西学中。
- 学术理念一边倒 —— 眼睛盯欧美，只求高新尖，忽略本民族智慧。
- 技术细节有缺陷 —— 理论支撑点未建立，临床切入点不明确，科研方法学有误区。

中西医如何结合（一）

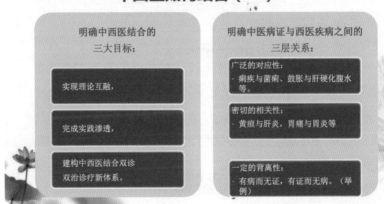

明确中西医结合的三大目标：
- 实现理论互融，
- 完成实践渗透，
- 建构中西医结合双诊双治诊疗新体系。

明确中医病证与西医疾病之间的三层关系：
- 广泛的对应性：痢疾与菌痢、鼓胀与肝硬化腹水等。
- 密切的相关性：黄疸与肝炎，胃痛与胃炎等
- 一定的背离性：有病而无证，有证而无病。（举例）

中西医如何结合（二）

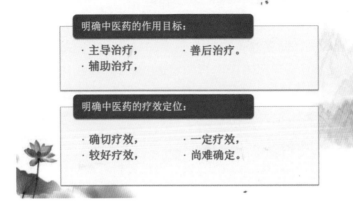

明确中医药的作用目标：
- 主导治疗，
- 辅助治疗，
- 善后治疗。

明确中医药的疗效定位：
- 确切疗效，
- 较好疗效，
- 一定疗效，
- 尚难确定。

中西医如何结合（三）

坚持中医药规范治疗	· 科学设定疗程，规范药剂用量， · 制定调方指征，规定停药标准， · 掌握用药禁忌，规范应用中成药。
建构起中西医双诊双治的诊疗新体系	· 明确中西医病证诊断， · 确定中西医介入的适当时机， · 建立科学统一的疗效评价体系。

中西医如何结合（四）

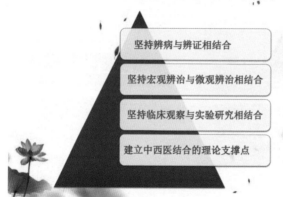

坚持辨病与辨证相结合

坚持宏观辨治与微观辨治相结合

坚持临床观察与实验研究相结合

建立中西医结合的理论支撑点

穿越时空的科学碰撞与交融

我国著名文化学者、百岁老人周有光先生曾断言:我们正处在一个双文化时代,即每个民族的民族文化和覆盖全世界的现代文化内外并存、新旧并用,而双文化的结合方式有三种,即并立、互补和融合。今视中医与西医在我国的现状恰如先生所言,那就是并立并已进行互补,开始并已实现某些融合。

西方医学进入我国特别是近半个世纪以来逐渐形成中西医两种医学体系并存并立的局面,因为二者承担着维系健康的共同使命,有着防控疾病的共同目标,特别是当前中医治疗目标已由单纯中医病证全面转换到西医疾病,因此,中西医在其运行的过程中就绝不会永远各行其道,而必定会发生重叠、交叉、碰撞、对接和融合,也必定会有互相的吸纳和借鉴。我国科学家屠呦呦因发现青蒿素而获2015年诺贝尔生理学或医学奖就是中西医互融借鉴的成功典范。我国半个世纪以来中西医结合的实践历程也已证明中西医联合优于单用,互补胜于竞争。中西医之间的理论衔接和方法学互补不仅是中医学术发展和理论创新的客观需求,也是我国医学科学发展的必由之路,其重要意义不言而喻。

一个时期以来,中医学术研究和科普宣介呈现出过度哲学化、人文化倾向,中医学被冠以"和医学""象思维""整体论"及"时空观"等种种哲学称谓,中西医对比研究也主要从哲学和纯概念的层面展开,研究关注的重点是如何发现中西医之间的差异甚至对立,这些研究也往往得出"中西医不可通约"的结论。一些哲学家和理论家由于受自身学识的限制,他们或懂哲学不懂医学,或懂中医不懂西医,或懂理论不懂临床,因此只能从哲学认识论、方法论等纯概念视角去认知和阐释中西医学特质及二者之间的关系,如有学者认为"中医是人医学不是人体医学,是生命医学不是生物医学,是生态医学不是理化医学,是发生生理不是构成生理,是关系病理不是实体病理,是调理医疗不是对抗医疗";也有人认为中医是"形而上之医道",西医是"形而下之医术",中医是"调和医学",西医是"对抗医学"。这些观点割裂了人与人体、生命与生物、结构与功能、整体与局部的有机联系,不恰当地夸大了中西医的本质区别和方法学差异,从而加深了中西医之间的思想隔阂,这些认识误区和偏见也成为中西医学对接互融最大的思想障碍。

周有光先生曾说:"科学是世界性的,一元性的,没有东方西方之分,任何科学,都是全人类长时间共同积累起来的智慧结晶,经得起公开论证、公开实验、公开查核……学派可以不同,科学总归是共同的、统一的、一元的。"中西医作为人类防病治病的智慧结晶,在医学科学的层面上也是统一的、共同的,中西医都"姓医",都是为人类疾病的防控而诞生的,在生命和健康的本质层面上就一定是一致的或趋同的。就医学本身而言,绝不会因为是中医或西医而有不同的要求,中西医都是研究人体结构、生理功能、病理变化、疾病防控的科学,正如王锡民先生所言:"既然二者研究的对象是同一人体,在同一人体内绝不可能出现两种毫不相干的结构和功能理论,对同一人体结构和功能的认识也绝不可能出现两种毫不相关的结论。"此话诚然。

中西医由于诞生的地域和历史文化背景不同,形成了两种不同的学术体系,但是二者的区别主要还是体现在认识论和方法学上的差异,相对于生命本质的主体认识和健康维系的基本宗旨而言,这些差异都是形式上的,都不过是细枝末节,而正是这些差异才使中西医形成了各自的特色和优势,也具有了各自的局限和不足,中医的长处可能正是西医的短处,而西医的长处则可能正是中医的不足,这就需要通过互相借鉴与互补来使中西医的理论与方法学得到补充和完善。

让我们从以下几个生命和健康的本质层面去认识中西医的一致性和趋同性。

一、解剖结构的一致性

解剖是探知人体结构的唯一途径,是医学的基础,中西医莫不如此。据文献记载,中医学不但起源于解剖,而且对人体结构的认识远远早于西方医学体系。早在2000多年前的《灵枢·经水》篇中就记载:"若夫八尺之士,皮肉在此,外可度量切循而得之,其死,可解剖而视之。"这是中医典籍中最早出现的"解剖"概念。

《灵枢·肠胃》篇详尽描述了唇、齿、会厌、舌、厌门、胃、小肠、回肠、广肠等消化系器官的解剖形态、位置、长度及它们之间的距离,这些描述与现代医学是基本一致的。《难经》在《内经》的基础上又增加了五脏及喉咙、胆、膀胱、肛门等脏腑器官的形态和重量的描述,与现代解剖学也都是大致相符的。以肝为例,《灵枢》谓"阙……在下者肝也",《难经》说"肝重四斤四两,左三叶,右四叶,凡七叶"。现代医学中肝脏是人体最大的腺体,大部分位于右季肋部,小部分位于左上腹部与左季肋部,男性肝脏重约 1450 克。中西医认识是大致相同的,说明这一时期的中医解剖技术已经达到了一个很高的水平。

五代时期的《内境图》是我国最早的人体解剖图,其所绘器官大多与现代解剖学相吻合。宋代《欧希范五脏图》所记录的"肺之下则有心、肝、胆","脾胃之下有小肠……大肠之旁有膀胱……肾则二,一在肝之右,微下,一在脾之左,微上,脾则在心之左",这里描述的各脏器的解剖位置与形态与现代解剖学都是基本一致的。清代王清任对人体解剖进行了更为细致的研究,发现了一些新的解剖结构,并对前人的一些认识错误进行了修正,写成《医林改错》一书,对中医解剖学做出了巨大贡献。

经过历代医学家的不断探索与研究,中医解剖学不断得到发展,不但成为"藏象"学说的物质基础,也成为中医理论大厦的坚固基石。

二、生理功能的趋同性

探索人体生理功能是中西医的共同任务,中医学关于人体生理功能的认识和论述集中在脏腑学说、气血津液等学说之中。其中脏腑学说又称"藏象"学说,主要论述心、肝、脾、肺、肾五脏,胆、胃、小肠、大肠、膀胱、三焦六腑及脑、髓、骨、脉、胆、女子胞等奇恒之腑的生理功能、病理变化及其相互之间的关系,几乎涉及西医学所有的组织器官。虽然中西医各脏腑器官生理病理的含义并不完全相同,但一些主要的生理功能却都具有很强的对应性,如心主血脉、肺主呼吸、肾主水液代谢、膀胱主贮存和排出尿液、女子胞主月经和孕育胎儿等,中西医所论所述都是基本一致的。

人体有一些功能是需要多脏器共同完成的,如消化功能,中医认为需要依赖脾之运化水谷、胃之受纳腐熟、肝之疏泄气机、胆汁之助消化、小肠之泌别清浊、大肠之传导糟粕等,这些脏器分工明确,互相配合,共同完成饮食物的消化吸收和排泄;而在现代生理学中,三大营养物质的吸收主要由口腔、食管、胃、小肠、结肠、胰、肝、胆等脏器及其分泌的唾液、胃液、胆汁、胰液、肠液共同完成,这一点中西医似乎也无区别。中医认为消化吸收还要依赖气机通畅条达和三焦这一水谷运行的通路,而西医则认为胃肠的机械动力也是完成消化功能的重要一环。

另有一些生理功能,中西医看似并不对应,而实际上却存在着广泛的内在关联,以肝为例,肝除分泌排泄胆汁、辅助消化、调节血量等功能与西医学肝脏密切对应外,肝志在怒、出谋略、罢极之本、养筋爪、开窍于目等功能似乎大大超越了西医学肝脏功能的范畴,而与现代医学之神经精神系统、内分泌系统、血液系统、运动系统及视听觉感官的功能颇为类似,并不属于西医学肝脏范畴,有人甚至以此作为中医不科学的证据。其实,深入研究我们就会发现,当肝有病时,这些系统就会出现相应的功能紊乱,如病毒性肝炎患者不但可以出现肝脏本身和消化系统的证候,还往往烦躁易怒、失眠多梦,甚至出现肝性昏迷,而暴怒等情志刺激常可使病情加重;还会出现运动系统症状如乏力疲惫、肌肉酸痛;"肝开窍于目"主要是因肝脏是维生素 A 的主要储存部位,肝病则影响维生素 A 代谢,从而影响视网膜感光细胞的功能,导致出现两目干涩、视物昏花、夜视力下降等眼部证候。可见,中医学正是从病理变化反证这些脏腑的生理功能,这与西医学认识并无本质区别。

经络学说是中医学认识人体的独特的结构和生理体系,经络是运行全身气血、联络脏腑肢节、沟通上下内外的通路,这些通路主干为经,分支为络,纵横上下、遍布全身,在人体生理活动中发挥着重要的作用,同时经络还说明病理变化,体现证候分布规律,从而指导诊断和治疗,如针灸推拿的穴位就循经分布于经脉之上。现代医学解剖学虽然找不到经络,但经络的客观生理现象是真实存在的,针灸的感传现象就是很好的证明,反映了经络的物质存在。经络大致包含了西医学神经、体液、脉管及肌体生物电的功能,而这些可能正是针灸疗效的物质学基础。

气血津液学说也是中医生理功能的重要组成部分,其中血与血液、津液与体液的物质和功能是基本一致的。中医认为气是构成人体和维持生命活动的精微物质,同时也是脏腑组织的生理功能,前者如先天之气、水谷之气、呼吸之气等,后者如推动作用、温煦作用、固摄作用及气化作用等。气虽无形可见,现代医学虽然并无气的概念和阐述,但是西医所论述的精神思维、气色状态、体质强弱、运动状态、生殖能力、消化状况、代谢功能等生理现象,却都能与气的物质和功能现象相对应,而且在很多方面都是大体吻合的。

三、疾病发生学的对应性

人类疾病的发生催生了医学的诞生,没有疾病就没有中西医学。据文献记载和临床所见,绝大部分中医病证与西医疾病之间在疾病发生的许多方面如病因、表现、疾病转归与预后等都存在着广泛的对应性和密切的相关性。以内科病证为例,哮喘和喘息性支气管炎、鼓胀与肝硬化腹水、狐惑与白塞氏病、肺痨与肺结核、肺痈与肺脓疡、痫症与癫痫等,都是紧密对应的,而感冒、疟疾、痢疾等则连名字都完全相同。另有一些病证如黄疸的发生和肝炎、胆石症、胰腺与胆管肿瘤,胃痛和胃炎、溃疡病、胃癌,胁痛和肝炎、胆囊炎、胆石症等都存在密切的相关性,而这也正是我们今天用中医理论与方法治疗某些西医疾病仍然可行和有效的理论基础和实践依据。

(一)病因的对应性

中医病因主要为内因(七情)、外因(六淫、疫疠、杂气)、不内外因(饮食劳倦、外伤、虫兽所伤),西医病因主要有传染性致病因子(细菌、病毒)、精神因素、免疫因素、遗传因素、中毒、外伤、寄生虫等,中西医之间好像也无不同。

明朝末年的1642年,我国温病学家吴又可发现了一种称之为"杂气"的传染性致病因子,这种致病因子具有物质性、致病性、致病的特异性(人病而兽不病,专入某脏某腑,专发为某病)、潜伏性感染方式、"内外相召"性致病过程等主要特征。300多年后的1963年,有一个叫Blumberg的美国科学家发现了乙肝病毒表面抗原,研究表明乙肝病毒具有物质性、致病性、致病的特异性(只引起人及灵长类动物发病,主要引起肝脏炎症)、潜伏性、人体免疫因素影响等基本特征,而这些特征与"杂气"居然惊人相似,这是巧合,还是科学穿越时空的碰撞与交融?

以中医鼓胀与西医肝硬化腹水为例,中医认为鼓胀的主要病因一是嗜酒过度,如《景岳全书》所说"纵酒无节,多成水鼓";二是感染虫毒,如《诸病源候论》所说"由水毒气结聚于内,令腹渐大,动摇有声……名水蛊也",蛊即腹中虫;三是黄疸、积聚失治,如《医门法律》所言"癥瘕、积块、痞块,即是胀病之根",即腹内先有肿大之积块,而后发为鼓胀。西医认为肝硬化腹水的主要病因一是病毒性肝炎,特别是乙型、丙型肝炎失治;二是酒精性肝硬化;三是血吸虫性肝硬化;四是特发性门脉高压,即先有脾肿大、门脉回流受阻而致肝硬化、门脉高压进而导致腹水。中西医的病因学内容几乎完全一致。

（二）临床表现的一致性

中西医相互对应和相关的许多病证与疾病的临床表现极其相似，如痢疾之便下脓血、里急后重、肛门灼热；癫痫之"发则卒然倒仆，口眼相引，手足搐搦，背脊强直，口吐涎沫，声类畜叫，食顷乃苏"，中西医的认识和描述完全一致；中医黄疸证表现为"溺黄赤安卧者……目黄"，及"身痛而色微黄"，与黄疸型肝炎目黄、尿黄、身黄，体倦欲卧等症状特征也十分相近。以鼓胀的临床证候为例，《灵枢》谓"腹胀身皆大，大与腹胀等也。色苍黄，腹筋起，此其候也"，《肘后备急方》说"唯腹大，动摇水声……名曰水蛊"，《诸病源候论》则说"若积引岁月，人即柴瘦，腹转大"；西医对肝硬化腹水的临床表现描述为腹部膨隆，腹水征，可有黄疸，胸腹壁可有静脉曲张，可有肠鸣水声，可有四肢消瘦等，可见中西医对本病临床表现的描述也是相同的。

（三）对疾病转归预后判定的趋同性

对大部分中医病证和西医疾病转归预后的规律，中西医都有着相同的认识，如对黄疸的预后，《金匮要略》说"黄疸之病，当以十八日为期，治之十日以上瘥；反剧为难治"，临床上急性黄疸型肝炎经过及时治疗可在较短时间内恢复，反之，经过一段时间治疗病情未愈反而加剧者，则一般预后较差，这是符合疾病发展规律的。对于急黄预后，《诸病源候论》说"热毒所加，故卒然发黄，心满气喘，命在顷刻"，临床所见，急黄多见于重型肝炎，病情多危重，进展迅速，预后多不良。

对于鼓胀的转归与预后，中医认为出现五种情况则多预后凶险，这五种情况分别载于以下典籍之中，一是《沈氏尊生书》所说"空胀烦躁漱水，连忘惊狂……绝难治"，这是指出现精神症状；二是《医宗金鉴》所言"腹胀身热……若吐、衄、泄血，则亡阴矣"，这是指发热和出血；三是《得效方》所指出的"若脐心突出，利后复胀急……不治"是说脐疝发生和利水后又复发，往往预后不良。西医认为肝硬化腹水出现肝性脑病、消化道出血、感染发热、脐疝、顽固性腹水预后多不良。这些认识与论述几乎完全相同。

四、临床诊法的异曲同工

诊法是诊察疾病并做出判断的方法，临床诊法是中西医学对疾病进行干预之前的必经步骤，包括疾病诊察和诊断两个层面，中医诊察以望闻问切为方法，并强调四诊合参才能对病证做出最终的诊断。通过四诊，面对面收集患者体内发出的各种信息,了解患者病证发生的现状和过去、成因和转归,突出并逐渐形成了较为独立的舌诊和脉诊体系。望闻问切四诊较为全面地反映了病史搜集和查体过程,除舌诊和脉诊外,历代医家对问诊尤为重视。明张景岳提出"十问歌",如问寒热、问头身、问胸腹、问汗出、问病史、问病因、问治疗经过、问月经史、问妇科病史、问儿科病史等,对问诊内容提出了明确的要求。而喻嘉言在《极闸人定议病式》中更是对病史和查体做了详尽规定:"某年某月。某地某人。年纪若干。形之肥瘦长短若何。色之黑白枯润若何。声之清浊长短若何。人之形志苦乐若何。病始何日。初服何药。次后再服何药。某药稍效。某药不效。时下昼夜孰重。寒热孰多。饮食喜恶多寡。二便滑涩无有。脉之三部九候,何候独异。二十四脉中,何脉独见,何脉兼见。其症或内伤,或外感,或兼内外,或不内外。根据经断为何病。其标本先后何在。"这些论述和要求系统反映了病史采集和查体的主要内容,涵盖了西医的主诉、现病史、既往史、家族史、月经史、临床表现等疾病诊察的主要内容。

西医物理查体以望触叩听为方法,除借助听诊器进行的心肺听诊之外,其余主要诊察内容在实质上与中医四诊都是相同的或相近的。近百年来,随着现代科技的发展,西医借助现代检测技术如显微技术、影像技术、内镜技术、生物电技术等,使疾病诊断的手段和方法不断向纵深发展,为疾病的正确诊断提供了更多的客观依据,这也成为西医学的优势之一,而这些都可以看作四诊的延伸。

临床诊法另一个层面的内容是对四诊采集的资料进行归纳、分析,从而对疾病归属做出判断,西医同时还要明确病因、疾病阶段、疾病定位、疾病程度、转归趋势等,从而制定相应的治疗方案,采取相应的方法;中医在明确中医病的同时,还要采用八纲辨证、脏腑辨证、六经辨证、卫气营血辨证、气血津液辨证及三焦辨证等方法,分析证候的成因、病位、性质、程度、邪正关系及相应的临床表现等,然后确定为某"证",据证立法、依法组方、据方选药,形成理法方药的诊疗体系,辨证论治也因此成为中医诊疗的重要特色之一。

由上述可见,中西医虽然在临床诊法的某些细节上存在着差异,但在一些本质理念和基本原则上却都是一致的或趋同的。

五、治疗理念和原则的相近性

临床治疗是中西医学对疾病进行干预的最重要的过程和步骤,虽然中西医具体治疗方法并不相同,但在总体的治疗理念和原则上却颇多相近之处,主要体现在以下几个方面。

（一）关于病因治疗和对症治疗

祛除病因的治疗是临床最根本的治疗，中西医本同一理。西医对各类感染性疾病的抗菌治疗、抗病毒治疗、抗寄生虫治疗，对各种中毒性疾病的抗毒素治疗，对免疫失衡疾病的免疫调控等均为病因治疗；中医对外感温热性疾病的解表散寒、祛风胜湿、清热泻火、清瘟解毒等治疗，对七情所致之病证的疏肝解郁、镇静安神、清心除烦，对虫证的驱虫治疗，对饮食所伤诸疾的和胃、消食、导滞等亦均属病因治疗范畴。

对症治疗是针对各种不同临床症状的治疗，在一定的时段内，患者深为这些症状所苦，这些症状有时甚至成为主要矛盾，解除这些症状、减轻患者痛苦的对症治疗有时就尤为必要。西医的解痉止痛、镇痛清热、脱敏止痒、化痰止咳及改善胃肠动力以消除腹胀等均属对症治疗的范畴；而中医临床治疗的一个显著特色就是辨证论治，强调"有是证用是药"，中医的"证"在含义上虽然绝不单指症状，其中还要包含和体现病因、病机、病位、正邪关系等内容，但证所反映的最外在和最直观的主要还是西医学之"症状"和"体征"，中医很多治法就是直接针对证的，如降逆止呕、行气止痛、理气消胀、利胆退黄、利水消肿、宣肺止咳等等，皆是对证或对症而治，因此临床上将辨证治疗视为最好的对症治疗似乎并不为过。

由上述可见，中西医对病因治疗和对症治疗的原则是相近的。

（二）关于整体治疗和局部治疗

中医强调整体观念，注重宏观调控，临床上很多原则如益气养血、健脾调中、益气养阴、调和营卫等都是从整体治疗的原则层面进行的；同时，又因为疾病在多数情况下是首先发生在身体某一具体部位的，因此，绝大部分中医治疗更需要关注局部变化，重视把握细节，所针对的目标往往多在局部，治疗多从具体病变入手，如宣肺平喘治疗肺气不宣之痰喘，和胃止呕治疗胃气上逆之呕吐，利胆退黄治疗胆气不利之黄疸等，皆针对具体脏腑和具体病变，至于针灸推拿、按摩敷贴、手法整复等外治之法则更要选准具体穴位和具体病变部位，疗效也往往从局部显现，而局部疗效也正是整体疗效的基础。

西医借助现代科学和精密仪器，对绝大部分疾病已能确切定位、明确定性、准确定量，因此，西医治疗目标集中、靶点明确，在精准治疗方面具有一定优势，但医学面对的是活的生命规律和疾病规律，不可能完全单用微观的、静态的、割裂的、局部的方法，故西医学也是从来就坚持医学整体观的，于是才有了系统生物学,才有了全身查体,才有了鉴别诊断,才有了支持疗法、营养疗法、生物疗法,具体到某一病变的手术指征往往不单要看手术部位状况,同时也要将全身体质状态作为手术适应症的重要标准,有时甚至需要进行支持疗法等综合治疗以改善体质,从而为手术创造适宜的全身条件。

可见,在整体治疗和局部治疗的理念和原则上,中西医也是相近的。

(三)关于阶段治疗和环节治疗

许多疾病在发生和发展过程中具有阶段性发展规律,分别由不同的病理过程和临床阶段组成,因此,就有一个阶段性治疗的问题,中西医皆应如此。所谓阶段治疗就是指对疾病不同阶段采取不同的治疗措施和方法。以肺痈为例,中医治疗常将其分为四个阶段,即初期,治宜清肺解表;成痈期,治宜化瘀消痈;溃脓期,治宜排脓解毒;恢复期,治宜养阴补肺,以善其后,这是典型的中医阶段治疗范例。阶段性治疗同样也体现在西医对许多疾病的治疗之中,如细菌性肝脓肿,在化脓性炎症早期浸润阶段,脓肿直径<2 cm 的多发脓肿及部分脓肿直径不>5 cm,可单纯采用抗生素治疗;脓肿直径>3—5 cm 的单发或多发脓肿,抗菌药物治疗无效又无禁忌症时可经皮肝穿抽吸或置管引流;巨大脓肿或脓肿破溃至胸、腹者,或脓肿直径>3—5 cm 单发或多发脓肿经抗菌药物及非手术治疗无效者,则可行手术治疗。

所谓环节治疗是指在疾病的某一阶段可能会出现一个或多个需要解决的矛盾和问题,形成不同的治疗环节,这就需要根据病情,区别轻重缓急,分清主次先后,或以某一环节为主,其他环节为辅;或先解决主要环节,再解决次要环节;或几个环节治疗同时进行。如鼓胀一病证见腹大胀急,难以平卧,或有黄疸、衄血、发热、乏力、食少等兼证,中医治疗以利水消胀为主要治法,或利水消胀为主,兼以利胆退黄、或兼凉血止衄、或兼清热利湿、或兼和胃消食等,待腹水消退,则可根据病情和主次矛盾变化确定新的治疗环节,在整体辨证的基础上,确定不同的治疗环节,使治疗目标集中、主次有序,从而提高临床疗效。西医对肝硬化腹水的治疗同样要区分不同层次,腹水量大以利水为主,消化道大出血则先进行紧急止血以挽救生命,肝脏生化指标异常则可同时应用抗炎护肝药物,肝性脑病还要进行降低血氨等抗肝脑治疗,电解质紊乱则要进行纠正电解质紊乱治疗。出现腹水为肝硬化失代偿阶段,病情十分复杂,需要解决的矛盾众多,治疗环节也就繁多而复杂,中西医治疗均坚持先急后缓、先重后轻、轻重兼顾的原则,力求使各个治疗环节都有所针对和坚固。

可见在阶段治疗和环节治疗方面,中西医之间也是相近的。

(四)关于"同病异治"和"异病同治"

在某些特定的情况下施行"同病异治"和"异病同治"是中医临床治疗的重要法则之一。所谓"同病异治"是指同一疾病发病阶段不同,轻重程度不同,病机变化不同,临证表现不同而因人、因时、因地采取不同的治疗措施与方法,如鼓胀一病,属气鼓者治以行气消胀,属水鼓者利水消胀,血鼓者则活血利水;所谓"异病同治"是指不同的疾病发展过程中表现为相同的病机或相同的证候,则采用相同的治法,如脱肛、子宫脱垂等不同疾病则可能均为中气下陷所致,则均可采用益气升陷法治疗,补中益气汤则是其代表方剂。

无独有偶,西医临床治疗学对同一疾病也往往会因为阶段不同、程度不同和表现不同而采取不同的治疗方法,如胆管结石<1 cm、症状不明显者则采用溶石或排石等保守疗法;结石>1 cm、或伴炎症反复发作者则宜手术治疗;慢性乙型肝炎病毒载量>104、ALT 高于正常值上限 2 倍,则宜抗病毒治疗;病毒载量<103,或病毒载量虽然>104,而 ALT、AST 正常或<正常值上限 2 倍则也不宜抗病毒治疗而宜采用对症治疗等其他疗法等,这些均为同病异治的典型范例。而西医的对症治疗在绝大部分情况下也属于异病同治的范畴,如临床上痛、胀、咳、喘、热等症状可由多种疾病引起,而对症治疗则可能采取相同的止痛、止咳、平喘、清热等方法和药物。

六、防控理念的一致性

中医历来重视疾病预防,提出"治未病"的疾病防控理念,反映了中医学科学思想的光辉,我国于 16 世纪或更早些时候就已发明了人痘接种法,用来预防天花,是人工免疫法的先驱,也是中医"治未病"的范例。从预防医学角度而言,西医也是要"治未病"的,西医之预防医学就是防止疾病发生、控制疾病发展、尽可能维护和恢复机体功能,最终维护和促进个体和人群健康之目的的医学学科。其病因预防、临床前期预防及临床预防的三级预防理念和措施与中医"未病先防,已病防变,病后防复"的治未病科学内涵可谓异曲同工,如出一辙。特别是西医疫苗接种的广泛应用已使许多传染病得到有效预防与控制,大大降低了发病率,如由于乙肝疫苗的普及应用,我国乙肝病毒携带率已由 20 世纪的 11% 降至目前的7.18%,预防医学功劳可谓大矣。因此,那种认为只有中医治未病、西医只能治已病的观念显然是片面的和错误的。

七、病后生活调养原则与措施的一致性

中医学历来重视病后调养，认为正确合理的生活调养是促使疾病向愈的重要保证，有时与治疗有着同等重要的意义，对许多疾病都提出了非常科学合理的调养要求和方法，而这些原则和方法与现代医学对某些疾病的调养原则与措施竟然绝大部分是一致的。

以黄疸为例，中医学认为黄疸多为外感湿热疫邪及酒食不节或脾虚不运、肝失疏泄等所导致，临床上除进行正确及时的治疗外，在生活调养上应做到清淡饮食、戒酒及适当休息。金代张从正在《儒门事亲》一书中举过一个十分生动的例子："周、黄、刘三家，各有仆病黄疸，戴人曰：仆役之职……恐难调摄，虚费治功。其两家留仆于戴人所，从其饮食。其一仆不离主人执役……果两仆愈而一仆不愈。"充分说明了适当休息对黄疸预后的重要意义，这与西医学所主张和强调的黄疸型肝炎病人必须卧床休息的要求是完全一致的。

再如鼓胀的生活调养，中医学强调戒酒、却厚味、断妄想、适劳逸等综合调养措施，尤其强调严格控制食盐的摄入，朱丹溪说"却盐味以防助邪"，李梴在《医学入门》中强调"更断盐酱"，《医门补要》提出"鼓胀病，皆忌盐酱……然食淡味，人易衰软，以秋石充盐为食最妥"，这里说的是人久不食盐会体衰乏力，因秋石亦有咸味，故可以用秋石代盐服用。清陈士铎在《石室秘录》中却告诫说："然必禁盐，三月后可渐渐少用矣。即秋石亦不可用。"这里将秋石与盐同样对待，是非常科学的，近代实验研究证实秋石的主要成分亦为氯化钠，因此也不宜用。西医学对肝硬化腹水患者的生活调养原则主要亦为卧床休息、戒酒和低盐饮食，可见中西医学的病后调养原则和方法并无二致，都是符合不同疾病对生活调养的实际要求的。

结语

上述内容涉及中西医学关于生命健康特别是疾病防治的各个主要层面，我们可得出以下三点结论：

一、中西医学虽然分属两个不同的学术体系，但是二者的医学属性是相同的，中西医对生命和健康的本质特别是对疾病防控的总体理念和原则是一致的、趋同的或相近的。中西医学在我国同一块土地上汇聚，这是穿越时空的科学碰撞与交融。

二、细节构成医学,中西概莫能外。中西医学就是由无数的真实具体的细节构成的,是真实的而不是玄虚的,是具体的而不是空洞的,虽然中西医学都需要人文精神的支撑和哲学的引领,但是,中西医作为致用之学,细节就显得尤其重要,成败都决定于细节之中。只有把握好理论与临床的每一个细节,才会收到理想的疾病防治效果。屠呦呦就是受到《肘后备急方》中所载"青蒿一握,以水二升渍,绞取汁,尽服之"这一具体细节的启发而改乙醇提取为乙醚提取从而使青蒿素抗癌作用达到95%—100%而获得诺贝尔生理学或医学奖的。实现中西医的对接和互融就更需要从具体的科学问题入手,提出真实而有意义的具体问题,从而引领方法学的创新和突破。

三、中医学的理论体系在形成过程中,在以实践为依据的基础上,借用了大量中国传统的自然哲学,如阴阳五行、气一元论、整体观等,但这些都是为中医的真实具体的科学属性服务的,是特定的符号和工具,古人是用这些符号和工具来认识和阐释中医学的具体科学问题的,然而,现今人们一提到中医就首先和阴阳五行、整体观、系统论等等同起来,其实这是一种误解和偏见,如同卫生统计学不是西医而只是西医研究的一种方法和工具一样,阴阳五行和整体观等哲学概念也不是中医学而是中医学研究的工具。中医和西医一样,主要是研究生命健康和疾病防治的,对中医学而言,哲学只能是工具,文化只能当背景,理念只能做向导,由无数科学细节构成的中医医学属性与西医学原本是一致的。而这也正是中西医实现对接和互融的基础和条件。

吴潇湘先生提出:"中西医合力将使健康中国建设更具成效,中西医互补模式正成为人类生命健康领域的最佳模式。"而实现中西医合力首先要真正认识中西医在生命健康本质层面上的一致性和趋同性,理性审视中西医的方法学异同,冲破"中西医不可通约"的思维定式,克服国人普遍存在的对中西医的偏见与误解,用我们的学识和智慧,引领古老的中医药学与当代社会对接,与现代医学对接,搭建起中西医对接融合的桥梁,互融互补,共同促进我国医学科学的发展,为人类健康事业做出更大的贡献。

穿越时空的学术对接与融合

——中医药防治现代肝脏疾病的理论基础与实践依据

尹常健
2017年6月

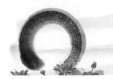

目　录

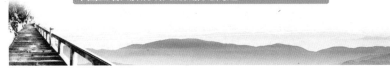

中医肝病与西医肝脏疾病的对应性（一）

1. 病因的对应性

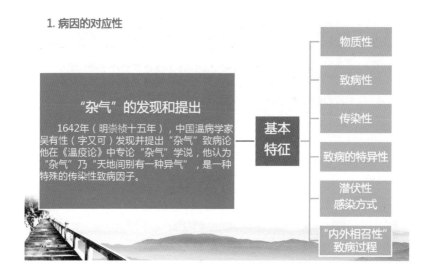

"杂气"的发现和提出

　　1642年（明崇祯十五年），中国温病学家吴有性（字又可）发现并提出"杂气"致病论，他在《温疫论》中专论"杂气"学说，他认为"杂气"乃"天地间别有一种异气"，是一种特殊的传染性致病因子。

基本特征

- 物质性
- 致病性
- 传染性
- 致病的特异性
- 潜伏性感染方式
- "内外相召性"致病过程

中医肝病与西医肝脏疾病的对应性（二）

1. 病因的对应性

"杂气"的基本特征

物质性	• 《温疫论》中说："杂气……无象可见，况无声无臭，何能得睹得闻。"但它确实是客观存在的物质，吴又可指出："夫物者气之化也，气者物之变也，气即是物，物即是气……夫物之可以制气者药物也。"
致病性	• 《温疫论》说"至于一切杂症，无因而生者，并皆杂气所成"，并指出"杂气"致病"不可以年岁四时为拘……或发于城市，或发于村落"。充分提示了"杂气"的致病性与致病的广泛性。
传染性	• 吴又可明确指出："其年疫气盛行，所患者重，最能 传染，即童辈皆知其为疫。至于微疫似觉无有，盖毒气所钟有轻重也。"此处指"疫气"与"毒气"均属"杂气"范畴。

中医肝病与西医肝脏疾病的对应性（三）

1. 病因的对应性

"杂气"的基本特征

致病的特异性

- （1）　不同"杂气"可以导致不同物种的疫病，人类疫病与动物温疫不同，如《温疫论》所言："人病而禽兽不病，究其所伤不同，因其气各异也，知其气可异，故谓之'杂气'。"
- （2）　"杂气"侵入人体后对某脏腑经络有特殊的亲嗜性与选择性，吴又可指出："盖当其时，适有某气专入某脏腑经络，专发为某病，故众人之病相同，非是脏腑经络或为之征也。"

潜伏性感染方式

- 吴又可说："温疫之邪，伏于膜原，如鸟栖巢，如兽藏穴，营卫所不关，药石所不及。至其发也，邪毒渐张，内侵于腑，外淫于经，营卫受伤，诸证渐显，然后可得而治之。方其浸淫之际，邪毒尚在膜原，此时但可疏利，使伏邪易出。邪毒既离膜原，乃观其变，或出表，或入里，然后可导邪而去，邪尽方愈。"这一段论述明确提出温疫之邪的潜伏性感染方式和应该把握的治疗时机。

中医肝病与西医肝脏疾病的对应性（四）

1. 病因的对应性

"杂气"的基本特征

"内外相召性"致病过程

- 吴又可说："本气充沛，邪不易入，本气适逢亏欠……外邪因而乘之。"说明外邪能否侵入人体及侵入后能否发病都与体质强弱有密切关系。体质强弱决定了机体对某些传染性致病因子的易感性和感染后病变的倾向性。

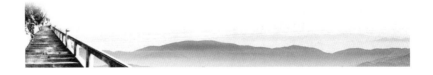

中医肝病与西医肝脏疾病的对应性（五）

1. 病因的对应性

HBsAg的发现

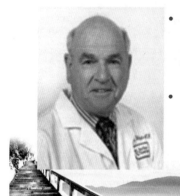

- 20世纪50年代末，Baruch Blumberg为了研究具有遗传变异性的血液蛋白成分，开始从世界各地收集血液样本。

- 1965年他终于确定了最先在澳大利亚土著人血液中发现的抗原性物质为乙肝病毒表面抗原（HBsAg）。

中医肝病与西医肝脏疾病的对应性（六）

1970年，Dane等鉴定HBV的病毒颗粒
1973年，Kaplan等发现DNA聚合酶
1974—1975年，Summers等阐明病毒分子结构

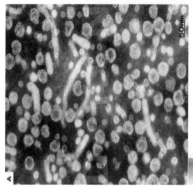

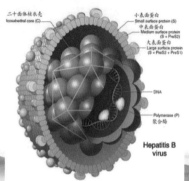

中医肝病与西医肝脏疾病的对应性（七）

1. 病因的对应性

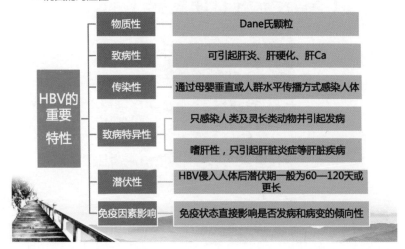

中医肝病与西医肝脏疾病的对应性（八）

1. 病因的对应性

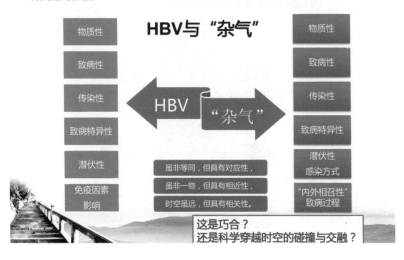

中医肝病与西医肝脏疾病的对应性（九）

1. 病因的对应性（以鼓胀为例）

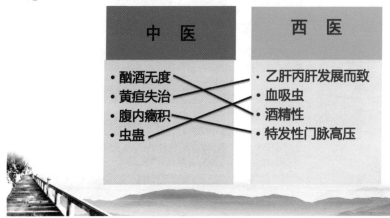

中　医	西　医
·酗酒无度	·乙肝丙肝发展而致
·黄疸失治	·血吸虫
·腹内癥积	·酒精性
·虫蛊	·特发性门脉高压

中医肝病与西医肝脏疾病的对应性（十）

2. 病机变化与症状体征的对应性

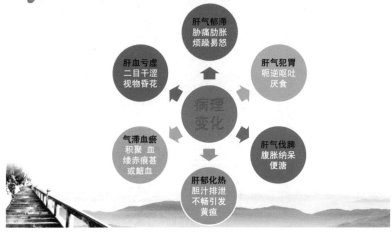

中医肝病与西医肝脏疾病的对应性（十一）

 3. 临床表现的一致性

中医：黄疸

- 《内经》："溺黄赤安卧者，黄疸……目黄者曰黄疸""身痛而色微黄……黄疸也……不嗜食"。

西医：黄疸型肝炎

- 巩膜皮肤黄染，尿黄，倦怠乏力，食欲减退等。

中医：臌胀

- 《灵枢》："腹胀身皆大，大与腹胀等也，色苍黄，腹筋起，此其候也。"
- 《诸病源候论》："若积引岁月，人即柴瘦，腹转大。"

西医：肝硬化腹水

- 腹膨隆，腹水征，可有黄疸，胸腹壁可有静脉曲张，四肢消瘦等。

中医肝病与西医肝脏疾病的对应性（十二）

 4. 预后判定的趋同性

中医：黄疸（急黄）

- 《金匮要略》："黄疸之病，当以十八日为期，治之十日以上瘥；反剧为难治。"
- 《诸病源候论》："热毒所结，故卒然发黄，心满气喘，命在顷刻。"
- 朱丹溪："时行疫疠，亦然发黄，杀人最急。"

西医：黄疸型肝炎

- 急性期恢复较快，经过治疗未愈或加剧者，重型肝炎者，预后多不良。

中医肝病与西医肝脏疾病的对应性（十三）

 4. 预后判定的趋同性

中医：鼓胀（预后凶险）

- 精神症状：《沈氏尊生书》"空胀烦躁漱水，连忘惊狂……绝难治"。
- 发热出血：《医宗金鉴》"腹胀身热……若吐、衄、泄血，则亡阴矣"。
- 脐心突出，利后复发：《世医得效方》"若脐心突出，利后复胀急……不治"。

西医：肝硬化腹水

- 肝性脑病，
- 消化道出血，
- 感染发热，
- 脐疝，
- 顽固性腹水。

中医肝病与西医肝脏疾病的对应性（十四）

 5. 治疗理念与原则的相近性（一）

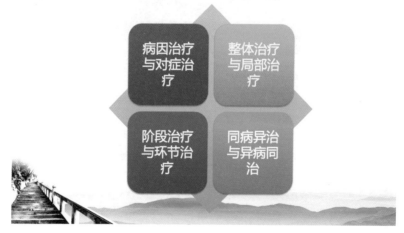

中医肝病与西医肝脏疾病的对应性（十五）

 5. 治疗理念与原则的相近性（二）

中医治法与现代作用机制

清热解毒法	· 抗肝损伤，减轻肝脏组织炎症
活血化瘀法	· 改善肝脏微循环，增加肝脏血流量
酸甘化阴法	· 改变肝细胞周围酸碱环境
化浊祛湿法	· 调节脂质代谢
清利肝胆法	· 利胆退黄等

中医肝病与西医肝脏疾病的对应性（十六）

 5. 治疗理念与原则的相近性（三）

某些中药性味与现代中药制剂的对应性

补用酸	· 五味子制剂
助用焦苦	· 山豆根，板蓝根制剂
益用甘味之药调之	· 甘草制剂
滋肾益肝	· 女贞子制剂

中医肝病与西医肝脏疾病的对应性（十七）

6. 中西医肝病调养的一致性（一）

 黄疸

中医：古人已认识到适当休息的重要性，《儒门事亲》一书中曾举了一个十分生动的例子：

- "周、黄、刘三家，各有仆病黄疸，戴人曰：仆役之职……恐难调摄，虚费治功。其两家留仆于戴人所，从其饮食。其一仆不离主人执役……果两仆愈而一仆不愈。"

西医：卧床休息、合理饮食、戒酒

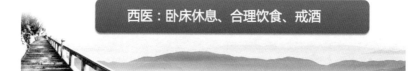

中医肝病与西医肝脏疾病的对应性（十八）

6. 中西医肝病调养的一致性（二）

 臌胀

中医：鼓胀	西医：肝硬化腹水
・戒酒，却原味， ・断妄想，却盐味。 ・《医学入门》："更断盐酱"，强调低盐饮食。 ・《石室秘录》："然必禁盐，三月后可渐渐少用矣。即秋石亦不可用。"	・戒酒，无或低盐， ・合理饮食，卧床休息。

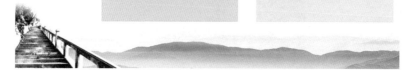

中医药防治肝病的主要作用领域

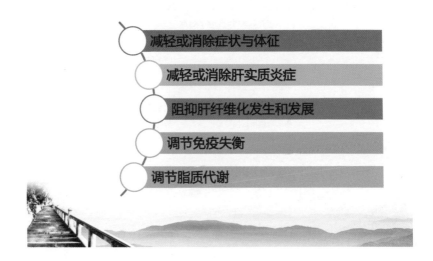

- 减轻或消除症状与体征
- 减轻或消除肝实质炎症
- 阻抑肝纤维化发生和发展
- 调节免疫失衡
- 调节脂质代谢

中西医结合肝病研究的困扰与问题（一）

专业队伍一头偏	· 只有中学西， · 没有西学中。
学术理念一边倒	· 只强调病因治疗忽视其他， · 只眼睛向外而忽略本民族智慧。
技术细节有缺陷	· 中西医理论对接未实现， · 中西医实践渗透未完成， · 双诊双治体系未建立， · 方法学瓶颈未打破。

中西医结合肝病研究的困扰与问题（二）

中医药介入的时间节点不确定

中药大品种应用受限制

中医药作用目标不明确（主导、辅助、善后）

中医药疗效定位不够清晰

结　语

肝病领域中西医对接互融有坚实的理论基础和实践依据，

中西医应建构起双诊双治的诊疗体系，中西医互相借鉴与吸纳，

最终形成包含中医而高于中医，

包含西医而高于西医的新的医学体系，

为使我国肝病学术研究走在世界前列做出应有的贡献！

实现中医科学属性的理性回归

当前由于学术界和舆论界普遍存在的对中医人文属性的过分夸大，很多人都热衷于在哲学人文的层面上谈论中医学的博大精深，使中医真正的科学内涵和光辉被哲学文化所遮掩，而最为熟知中医科学属性的广大中医临床工作者作为主要的中医从业群体却很少发出自己的声音。另一方面，中医学还经常受到少数"唯科学主义者"的无端指责和贬低。所有这些都极大地影响了人们对中医药科学属性的正确认知，由此产生了诸多中西医结合的理论障碍，因此，实现中医科学属性的回归，确为当务之急。实现这一目标，我们需从以下三个方面入手。

一、承认和肯定中医学的科学属性和地位

中医是什么？《国务院关于扶持和促进中医药事业发展的若干意见》做出了明确的界定："中医药(民族医药)是我国各族人民在几千年生产生活实践和与疾病做斗争中逐步形成并不断丰富发展的医学科学。"这无疑是对中医本质属性的最准确的答案。

中医是怎么来的？中医是从生活和医疗实践中来的。中医的源头在哪里？中医的源头也在实践之中。史载："神农尝百草，始有医药"，"民有疾病，未知药石，炎帝始味草木之滋，尝一日而遇十毒"，"帝使岐伯，尝味草木，典至医药、经方、本草、素问之书出焉"。这些记载生动地论述了中医药的起源和人们认识药物的实践过程。

古人就是在不断观察人的生理现象和病理变化，通过调精神、起居、劳逸、饮食等措施减少和避免疾病发生，通过药物、针灸、推拿、熏洗、砭石、手术等治疗方法使疾病好转或康复。因此，中医学又是一门具体的防病治病技术。望闻问切、辨

证用药是技术,针灸推拿、手法整骨、痔结扎术、疝手术、腹腔穿刺等为真实可见之技术。有统计表明,世存中医药图书约有1万多种,其中以临床文献为主,占80%以上,这是从事中医诊疗和临床研究的宝贵的科学财富。这些临床文献所记载的内容无不是论病证、论病因、论证候、论治法、论组方、论选药、论各科具体治疗方法,主要都是讨论治病之"术",是真实而具体的,而这才是中医学的主体内容。这些理论和经验穿越时空,以医学科技的属性和定位融入我国医学科学和人民的卫生健康事业之中,继续发挥着不可替代的作用。

中医学在实践中诞生并不断发展和完善,经过实践—认识—再实践—再认识—上升到理论—反过来指导实践的科学历程,形成完整的理论体系,并逐渐分化为门类齐全的不同学科,如本草学、针灸学、内科学、疮疡科、骨伤科、五官科、妇科、小儿科等,成为从理论到临床的完整的医学科学体系。

中医的魂是什么? 中医的魂是仁爱精诚、扶危救困、悲天悯人的人文情怀,是重视实践、勤于发现、善于总结的优秀传统,是不畏艰险、不懈探索、追求真知的科学精神,是敢于质疑、勇于否定、开放包容、海纳百川的博大胸怀,是求真务实、不尚空谈、与时俱进的开拓精神。

中医的根扎在哪里? 几千年来,中医的根深深地扎在民间,扎在中医从业者的临床实践和人民大众的就医理念之中,中医能治病,能治好病是绝大多数国人的共识;很多时候,中医药真正的瑰宝并不在理论家的鸿篇巨著里,也不在演讲家滔滔不绝的演讲中,而可能就在一个老中医的临证经验里,也可能浓缩在某一具体的治疗手法或处方中。

正如一位学者所言:"中医的经验性本质上反映了以临床结果为导向的治疗程序,在这个程序中屡试不爽的东西留下了,无效的东西则被淘汰,就这样,整个中医体系千百年来一直在完善之中。"这一不断完善的过程也正是医学科学不断进步的科学历程和基本规律。

二、真正明确中医学的核心特征

不同的科学学科具有不同的表现特征,中医学更是色彩纷呈、独具特色,其核心特征主要表现在以下几个方面。

(一)中医是科学的,也是人文的,但主要是科学的

中医"姓医",医学是中医学的本质和核心,而医学是防病治病的科学(含具体的防病治病技术),中医学作为医学科学其主要使命是探索生命奥秘、健康要

素、养生真谛和疾病防治的医理和方法。中医学具有真实而丰富的科学内涵、完整系统的学术体系、具体而实际的诊疗方法、独特而真实的临床疗效，而中医学的方法学和疗效学基础主要体现在诊断学、治法学、方药学等医学科技层面上。中医学每一种理论的提出，每一种方法的建立都是以临床实践为基础的，因此，中医学的科学属性是毋庸置疑的。

同时，中医又是人文的。因为人是具有社会属性的，人的健康与否、疾病的转归与预后除自然发展的规律之外，无不受到社会人文环境的深刻影响。因此，医学包括西医在内，与其他自然科学有着本质的不同。医学除追求自然的真知和理性之外，还追求超越科学的人性光辉，这就使医学自然地具有了人文的色彩。虽然无论中医和西医都需要人文精神的支撑，但由于中医学根植于优秀中华文化的沃土并深受其滋养，因此，中医学的人文属性较之于西医学就显得更为厚重而深沉、博大而广阔。

（二）中医是自然的，也是哲学的，但首先是自然的

中医学在实践中诞生，在探索中发展，在总结中完善，它以疾病防治和提高人的生命质量为目的，既包含对人体生理病理变化规律的科学认识体系，又包括疾病防治的具体方法。中医学所面对的人和疾病都产生于天地之间，发生于四时之内，都是自然的、物质的、真实的、具体的，都遵循着自然的规律，中医学就是通过把握这些人体和疾病的自然发展变化规律来解决疾病防治的实际问题的。因此，中医学既是物质医学，也是疾病医学。存在决定意识，物质决定精神，实践产生理论，这是毫无疑问的，所以我们说中医学首先是自然的。

中医学在产生和发展的过程中，借用了大量的古代哲学思想，如阴阳五行的对立统一观、天人合一的整体观、生命状态的恒动观及辩证法等都对中医学的产生、延续和发展发挥了不可替代的作用，成为中医学主要的思想和方法学武器。中医学的整体与局部、宏观与微观、动与静、标与本等概念无不闪烁着哲学思想的光芒，因此，中医学也是哲学的，但哲学是为中医学自然科学的本质属性服务的。张为佳先生曾说："不将中医学称之为哲学是其在思维上虽然可以映射出一定的哲学思维，但其重要在于关乎应用，在于解决问题。"

（三）中医是古老的，也是现代的

中医学诞生年代久远，发展源远流长，著作浩如烟海，完整地记载了古代医学家的智慧和经验，形成了深厚的学术积淀，含容丰富，散发着古老深沉的气息。

中医学发展到今天，不得不面对全新的科学环境和现代医学疾病的防治任

务,这就要不断吸纳现代医学科学的新理念、新成果,中医学也随着研究领域进一步拓展和深入而不断进步和发展。这使中医学这棵古老之树不断绽放新的学术研究之花,结出新的科技创新之果,焕发出新的生机,科学可以穿越时空,因此,中医也是现代的。

(四)中医是理论的,也是经验的

中医理论以脏腑学说、经络学说、病因病机学说、诊法与辨证论治学说、方剂药物学等为主要内容,以阴阳五行为说理工具,架构起完整的理论体系,理法方药,环环相扣,细密严谨。

中医学又具有鲜明的经验医学色彩。"熟读王叔和,不如临证多"生动地反映了实践经验的重要性,这也许就是满腹经纶、著作等身的理论家可能开不出一张合格的处方的原因。没有长期的临床实践就不可能真正把握中医学的科学内涵,更难以洞悉中医学的真实世界。

(五)中医是经院的,也是民间的

半个多世纪以来,中医药院校教育蓬勃发展,众多的硕士、博士毕业于高等学府,专家学者人才辈出,上得国际讲台,登得大雅之堂;高规格中医医疗机构、研究机构相继建立,新成果不断涌现,使中医学成为我国医学科学的重要学术体系。

中医又是民间的,它发端于民间、根植于民间,深深地烙着我国农耕文明的印记,是我国农业文明的产物。中医所应用的植物药、矿物药、动物药也主要来自天然和农业生产。中医诊疗、经验学习,口传心授;单方验方、特殊方法,简便实用,是真正意义上的平民医学。

(六)中医是整体的,也是局部的

中医强调整体观念,认为天人合一,注重宏观调控,主张明标本、认异同、辨逆从、知邪正、权轻重,从整体上平衡阴阳、调理身心、却病延年,改善生命质量。

中医更注重微观识病,更关切局部变化,疾病在多数情况下是发生和表现在人体某一局部的,中医诊疗无不先辨具体病变、具体部位、具体证候、具体舌象、具体脉象,大处着眼、小处入手,治疗皆法有所指、药有所对,所针对的靶点、所解决的问题多从局部开始,疗效也往往首先体现在局部病变的好转,而这些局部疗效也正是实现综合疗效的主要基础。

(七)中医是深奥的,也是浅显的

中医典籍辞章华美、义理深奥,阴阳五行学说、五运六气学说、精气神理论等更是哲理深邃,语意抽象。

中医又是浅显的、通俗的。《药性赋》《汤头歌诀》等著作平朴浅显、通俗易懂、易读易记;中医诊法之"一问寒热二问汗,三问头身四问便"等更是浅显直白,易学易用。中医学以精深的医理、诗化的语言,使深奥与浅显同在,典雅与通俗并行。

熟悉和把握中医学的核心特征,我们才会从总体上真正了解中医学的特色和优势、缺陷和不足,也才能保留特色、强化优势、纠正缺陷、补齐短板,使中医学术不断发展并以崭新的面貌伫立于世界科技之林。

三、厘清中医学科学与人文的关系

中医学诞生在中国,深受中国优秀传统文化的涵养和滋润,古代医学家为了更好地认识、归纳、阐释人体生理病理现象,借用了大量的古代哲学思想如阴阳五行学说等,同时吸纳了儒、禅、道等传统文化的精华,这种借鉴和吸纳是为了更好地阐明人体生理病理现象,是为中医防病治病的科学属性服务的,它们起的是工具和符号的作用,是从属的和辅助的。

一个时期以来,一些哲学家和理论工作者从纯哲学人文的视角去认识和阐释中医学,演绎出诸多使中医学脱离科学轨道的论点和学说,较为普遍的如"中医绝不能附属于科学体系,传统文化才是中医之魂";"中医不是斗病之学,而是和人之道,中医和于人,而病自治";"中医是形而上之医道,而非形而下之医术"等。这些言论和观点显然是把中医看空了,看玄了,虚化了,神化了。中医学的医学服务功能和防病治病技能从根本上被淡化和否定了。这种对中医学科学与人文主辅关系的颠倒,使中医学与科学渐行渐远,这当然是片面的甚至是错误的。

中医学作为医学科学和防病治病技术,重在实际应用,重在解决问题,归根结底是要按科学规律办事的。临床疗效是中医真正的灵魂,而疗效的取得靠的是中医理论的正确指导;靠的是正确的诊查、恰当的立法、科学的组方、合理的用药;靠的是医生的学识和经验;靠的是药物和方剂的真实功效,如止痛、止呕、止咳、止血、止痒、止泻,化痰、化积、化瘀,通淋、通经、通乳,消积、消食、消胀、消痈,退热、退黄等作用和效能,正是这些实际功效才能使患者证消病除。至于"汗吐下"三法及"开鬼门、洁净府、去菀陈莝"攻逐水饮、破血逐瘀、峻下泄热等治法就更无不是祛邪之法、斗病之术。只有邪祛病除人才能安和,没有斗病何来人和?以外科而言,中医典籍所记载的治疗技术就更为具体而丰富,正如阙华发先生在一篇专论中提及的：在马王堆《五十二病方》中就详细记载了痔结扎切除、肛病手术、斜疝手术；我国第一部医学巨著《黄帝内经》中就提出了用截趾术治疗脱疽；汉代华佗发明"麻沸散"作为麻醉剂进行开颅手术；唐朝孙思邈《千金要方》中记载有食管异物剔除术，并发明了葱管导尿术；宋代《小儿卫生总微方论》中记载了小儿并指的截指术；清代《医门补要》就有了包皮切除术的记载。中医学丰富的科学内涵正是由这些具体真实的"术"组成的，"术"岂可缺哉！

中医学诞生于实践之中，是先有"术"的，只有从实践做起，具备了丰富的经验积累和精湛的诊疗技术，才会由"术"而升华至"道"的境界，没有术，何来道？重道轻术论者所阐释的只不过是空洞的中医概念和哲学术语而已，离真实的中医世界相去何止千里。

一百多年前，伟大的思想家梁启超先生在批评中国人对科学态度的两点根本不对时说："其一，把科学看太低了，太粗了。几千年来信条，都说的'形而上者为之道，形而下者为之器'，'德成而上，艺成而下'这一类话。多数人认为科学无论如何高深，总不过属于艺和器那部分，这部分是学问的粗迹，懂得不算稀奇，不懂得不算耻辱……说什么'中学为体，西学为用'……对于科学认为'艺而成下'的观念，牢不可破。直到今日，还是最爱说空话的人最受社会欢迎。"这段话对于时下中医重道轻术论者而言，可谓贴切之至。

对于中医学科学与人文的关系，古人早有明确认识，明代徐春甫在《古今医统》中就指出："医术比之儒术，固其次也。然动关性命，非谓等闲……儒识礼义，医知损益。礼义之不修，昧孔孟之教，损益之不分，害生民之命。"已明确将医、儒分开，明确指出医术才是事关生民之命的核心和关键所在。

论中医八大关系

一、科学与人文

中医学具有科学与人文双重属性已成为学术界绝大多数人的共识，但是学界对二者主辅轻重及相互之间的关系仍多有争议。当前对这一问题认识偏差的关键并不在于中医学科学与人文成分的实际比重和主辅关系，而在于学界和舆论界普遍存在的对中医人文属性的过分夸大，很多人都热衷于从哲学人文的层面上谈论中医学的博大精深，有人甚至认为中医学以人文属性为主，从根本上颠倒了中医学科学与人文的主辅关系。近年来，还形成一种奇怪的现象，这就是似乎只有强调中医学的博大精深和文化内涵才永远是正确的，而任何突出中医科技属性，反对将中医神秘化、复杂化的观点和言论则往往被视为异端，视为对中医学的轻视和不敬，这显然是片面的，甚至是错误的。

中医学是古人在与疾病长期斗争的实践中形成的一门医学科学和防病治病技术，中医学在形成和发展特别是在提炼升华到理论的过程中借用了大量的古代哲学思想如阴阳五行学说等，同时吸纳了儒、释、道等传统文化的精华，借用和吸纳哲学文化是为了更好地认识和阐明人体的生理病理现象，是为防治疾病服务的，它们起的是工具和符号的作用，是从属的和辅助的。医学科学才是中医学的本质和主流，中医学的真正生命力在于其真实而丰富的科学内涵、完整系统的学术体系、具体而实际的诊疗方法，特别是独特真实的临床疗效。中医学的理论和经验穿越时空，以医学科技的属性定位而融入我国医学科学和人民卫生健康事业之中，并继续发挥着不可替代的作用，是一块挖掘不尽的科学宝矿，这才是中医学生存发展的真正价值所在。而中医学的方法学和疗效学基础也主要体现在诊断学、治法学和方药学等科技层面上，中医学每一种理论的提出、每一种方法的建立都是以临床实践为基础的,因此,中医学的科学属性是毋庸置疑的。

近年来,一些从事哲学理论和中医文献研究者从纯哲学人文的角度去认识和阐释中医学,穿凿附会,演绎出种种使中医脱离真实科学轨道的学说和论点,如有人这样论断:"科学化的结果是人妖化,附属于科学体系只能是不伦不类。"有人则认为中医是形而上的,是"道",竭力淡化中医真实的"术"。其实中医学是在实践中产生的,只有从实践做起,具备丰富的经验积累和精湛的诊疗技术才会从"医术"升华到"医道"的境界,没有术,何来道?理论家们对中医学的了解系从纸上得来,他们并没有走进中医学的真实世界,他们所知晓和阐释的只不过是空洞的概念和术语而已。

清代医学家周学海曾断言:"宋以后医书,唯医案最好看,不似注释古书之多穿凿也。"章太炎先生也指出:"中医之成绩,医案最著。欲求前人的经验心得,医案最有线索可循,循此钻研,事半功倍。"因为医案是医生诊疗的真实记录,极少人文色彩,所以医案也最具有科学实用价值,临床所见,这些论述确系经验之谈。这也从另一个侧面真切反映了中医学真实的科学内涵。

杨振宁博士说过:"科学就是科学,在科学问题上一定要摆脱'天人合一'的观念,认同人世间有人世间的规律,有人世间复杂的现象,自然界有自然界的复杂现象,这完全是两回事,不要把二者合在一起。"

对于中医学科学和人文的属性关系,古今医家也都有明确认识与阐述,如对于传统文化代表的儒学与中医的关系,明代徐春甫在《古今医统》中就指出"医术比之儒术,固其次也。然动关性命,非谓等闲……儒识礼义,医知损益。礼义之不修,昧孔孟之教,损益之不分,害生民之命。"在这里是将儒、医分开的,明确指出医术才是事关生民之命的核心和关键。

今人王强先生说:"虽然当代医学无论中西均需要吸取人文和哲学社会科学的营养,但其研究对象的自然属性和物质属性,决定了医学科学是以自然科学为主的。人文与科学可以你中有我,我中有你,但又始终你是你,我是我,这是因其对象的不同层次所决定的。如《红楼梦》里有药方,但不是医书;《内经》通篇皆有韵,但不是诗歌。"此言可谓切中肯綮。中医学用哲学,但哲学是工具,中医学含人文,但人文是从属。我们绝不可主从混淆,本末倒置。

科学不等于真理,但我们还是要相信科学,我们要遵循科学的理念、科学的方法,特别是遵循科学的规律。我们首先应该肯定中医学的科学本质,摆正中医科学与人文的关系,我们既要肯定优秀的中华文化对中医学发展所发挥的重要作用，更要理直气壮地唱响中医科学的主旋律；我们不但要办好中医文化大讲堂，更要办好中医科技大讲堂，让中医科学的理念融入每一个人的心中。我们应当真正从科技层面上去研究和探索中医防病治病的基本规律，认真学习继承古人防病治病的经验，进行深入系统的自身挖掘性和对比性研究，适当淡化其人文色彩，凝练科学主题，充分认识中医学的优势和不足，不断融进现代科学理念，使中医理论更加完善，使中医诊疗更切合实用，从而真正提高中医在疾病防治中的贡献度，以适应人民卫生健康事业对中医学的迫切需求。

二、中医与西医

中医诞生在中国，西医诞生在西方。中西医虽然都"姓医"，但发生发展的地域和科学文化背景的差异，使中西医成为两种不同的医学理论体系，二者在思维模式、学术理念和诊疗方法等诸多方面都存在着很大差异，这是人所共知的。但当前对中医与西医及其关系的认识偏差不是否认二者的差异而是学术界过分夸大了中西医之间的本质区别，很多论点从根本上否定了中西医在科学实质上的趋同性和方法学上的互补性，这当然是片面的和错误的。

多年来，国内一些从事哲学和科学史研究的理论工作者一直在关注和进行中西医对比研究，提出了许多有关中西医各自的特质和二者关系的论点，这其中最重要和论述最多的论点如中医是系统论，西医是还原论；中医是形而上之医道，西医是形而下之医术等。有学者曾谓："中医是以综合（系统）性方法研究人的形上（原形）属性的医学科学体系，西医是以分析（还原）性方法研究人的形下（原质）属性的医学科学体系。"由此得出"中西医之间存在的是不可通约的关系，各自的研究方法也不可以置换"。有人甚至称："中医为'和人'之道，而不是'斗病'之学。……中医不是直接治病的，中医和于人，而病自治……所以中医不只是治病的医学，而主要是和人的医道。"还有人论断："中华医道与中华文化是求本索源，西医学包括西方哲学是舍本逐末。"

这些论点如果从纯方法学理论角度上去看有些提法也许并没有错，但是如果深入到中西医学的临床实践之中，我们就会感到这些提法是难以令人苟同的。其片面性、局限性及严重的认识误区是显而易见的，这也使我们真切地认识到中西医特别是中医学在很大程度上是一门实践性很强的临床医学，没有长期的临床实践甚至没有进行过系统的专业研究就不可能真正了解其科学全貌，更别说从总体上去判断。

翻开中西医发展的历史,走进中西医的医疗实践,我们会看到中医和西医都是在人类同疾病斗争的实践中产生的,中西医对人体生理病理的认识,对疾病防治的总体理念,连许多具体的诊疗思路和方法都是相近的、相同的,甚至是完全一致的。在中西医学里我们都可以看到解剖学概念、器官概念、数量概念、疾病防控概念等最基本的医学元素,中医望闻问切、西医视触叩听更有异曲同工之妙。其实,中西医都是"斗病"之学,病去人才能"和",因此也都是"和人"之道。

中西医对许多疾病的认识都具有很强的对应性,如消渴与糖尿病、胸痹与冠心病、腹水与鼓胀、哮喘与喘息性支气管炎、腹泻与肠炎、痢疾与菌痢等等。对发病学规律的认识和诊疗方法的实施都有着广泛的趋同性,如中医清除湿热毒邪,西医消灭病毒细菌;中医止痛用缓急法,西医止痛用解痉药;西医治肠炎,中医止腹泻;西医抗凝溶栓,中医活血通络。这些看似不同的治疗方法和途径,却可能会有大致相同的效果体现,说明其背后的医理、药理等疗效学基础可能也是大致趋同的。

我们以中医鼓胀病为例,西医称肝硬化腹水,中医认为其病因为疫毒杂气(具有物质性、致病性、致病的特异性、传染性、潜伏性、感染方式)、酗酒、虫毒、积聚等,而西医则认为乙肝或丙肝病毒、酒精性、血吸虫、门脉高压等是主要原因;对于本病表现,中医谓"腹胀大,色苍黄,腹筋起",西医描述"腹膨隆,胸腹壁静脉曲张,皮肤可有黄染";治疗则中医用中药利水,西医用西药利尿,最为可贵的是中医在 2000 年前就发明了放腹水法, 这一方法与西医放腹水的穿刺部位、间隔时间及注意事项等都是大体一致的;对鼓胀预后的认识,中医认为"连忘惊狂""吐、衄、泄""脐心突出,利后复胀急"等为"绝难治",西医认为出现肝性脑病、出血、顽固性腹水、脐疝多预后不良,二者几乎完全相同;而对于本病的生活调养,中西医都主张少盐、戒酒、避免过劳,更是毫无二致。可见中西医对本病的病因病机、症状描述、预后判断、治疗方法和生活调养等方面,无论是宏观理念还是具体方法都几乎是完全一致的,这就是我们今天应用中医理论和方法治疗西医疾病仍然有效的理论基础和实践依据,这也是中医具有强大生命力的关键所在,而这些又恰恰是哲学和理论家们所无从知晓的,因此,他们对中西医的认识是概念化的、片面的,是存在着很大的视角偏差的。

中医和西医是我国医学科学战线上的同盟军,中西医针对着相同的客体和目标,在科学阵营中二者有着最为亲近的学术亲缘关系。中西医各有所长,又各有所短,联合胜于单用,互补胜于竞争已被我国几十年来的医疗实践所证实。特别是当前疾病谱发生变化、生活方式病日渐增多、亚健康状态普遍存在、重大传染病防控任务艰巨等现实都需要中西医紧密合作,取长补短,补充完善,共同应对 21 世纪的医学挑战。我们要建立起这样一种理念:中西医联合是两种医学体系并存所做出的必然选择,只有两种科学元素的碰撞和交融才有可能催生出创新性医学成果,我们要挖掘好中西医学术沟通的渠道,架构起中西医联合的桥梁,使中医和西医在联合中共同完善,在交融中各放异彩。

三、继承与创新

继承与创新是中医学术发展的永恒主题。只有继承才能打牢中医理论的根基,而只有创新才能保持中医学术的活力。从某种意义上说,继承是创新的源头,而创新则是继承的动力。

之所以强调继承是由于中医学术与其他自然科学相比有着诸多不同,主要体现在如学术历史悠久、源远流长;学术流派纷呈,学派众多;中医典籍语境古老,义理深奥;经验医学色彩鲜明及人文色彩浓厚等等。而所有这些都需要全方位、系统化的学习和继承。而创新是科学研究的基本宗旨,也是中医学术发展的必然要求。强调创新,这主要是基于当前中医学术研究面临疾病谱变化、科学环境变化和中医治疗目标转换等诸多挑战,传统中医理论已经不能完全适应这些变化,只有通过理论和方法学创新的途径才可能改变这种状况,不创新是没有出路的。

所谓继承,并不是对中医学的理论体系、思维模式、诊疗模式、诊疗方法、诊疗经验等内容的简单学习和接受,而是一个完整而有序的过程,除学习和接受外,还应当包括思考和领悟、归纳和梳理、消化和吸收、应用和验证、提炼和升华、优化与重组等。只有经过这一过程,才算是对中医学术真正意义上的继承。

对中医学术的继承,还应遵循以下基本路径:质疑—追问—验证—形成结论—提炼升华为学术思想。首先对研究目标和事物提出"是这样吗"的质疑;其次是"为什么是这样或不是这样";再次是对前人研究的结论、近人研究的结果进行不同形式、不同方法的验证,得出究竟是不是这样的结论;最后是对研究目标和事物应该是什么样提出自己的观点并形成自己的学术思想。王永炎院士曾说："学术思想应该是学者高层次的学术成就,是长期锲而不舍坚持'读经典,做临床',在取得若干鲜活诊疗经验的基础上凝聚的学术闪光点与提炼的思想精华,其中蕴含着创新思维和创新成果。"这句话高度精辟地概括了中医学术继承的全部内涵及与创新的关系。

继承的目的是创新,而创新的目的是产生新理论、新思维、新方法。创新应坚持在继承基础上创新的原则,创新的首要任务是理论创新,就是在深层次挖掘中医理论科学内涵的基础上,根据疾病谱变化和治疗目标转换的现实,不断融入现代科学理念,当前主要应该探索中医病证与西医疾病在发生学上的相关性、相近性、对应性及背离性等内在联系,为用中医理论指导现代医学疾病防治找到或建立更多的理论支撑点,也许这才是中医理论创新真正的突破口。没有理论的创新,中医学术进步就是一句空话。

在理论创新的同时,我们还要进一步完善和创新中医诊疗模式,调整更新诊疗思路,创建新的诊疗方法,创立新的组方,研制新的药物,创制新的剂型等。没有方法学的创新和突破,所谓创新也就成为空中楼阁。

对于中医学术而言,继承更多的是遵循、是承接,甚至是补充、是完善;而创新则更多的是对传统的否定、纠正甚至是颠覆。我们要坚持实事求是的科学精神,要敢于否定,要坚决反对"寓创造于解释"的注解训诂和"寓革新于继承"的侈谈《灵》《素》现象,要使继承的内涵是精华,使创新的结果见实效。

对于继承和创新的过程和关系,王永炎院士曾有一段精辟的论述和概括:"博览群书的目的在于溯本求源,在于继承,在于古为今用,但最终的归宿要体现学术的创新,要认真继承中医经典理论与临床诊疗经验,敢于质疑而后验证,诠释进而创新。经典读通了,读懂了,诠证创新自然寓于继承之中,进而才是中医现代化的实施。"可谓中肯之言。

明确继承和创新的实质和二者之间的关系,才会使我们端正中医学术研究的方向,调整研究思路,也才能真正促进中医学术的进步。

四、"已病"与"未病"

如果从字面概念而论,"已病"自然是指已经发生的疾病,而"未病"当然是还没有发生的疾病,还没有发生疾病又包括几种情况:第一,不可能发生疾病;第二,可能发生疾病但还没有发生;第三,可能即将发生疾病,颇似当下普遍存在的亚健康状态。从预防医学的角度讲，有效的疾病预防当然要比病后而治重要得多，两千多年前的医学经典著作《内经》中就指出"圣人不治已病治未病"，形成了预防为主的科学理念，充分展示出中医学科学思想的光辉，这一理念无疑是永远正确的。

近年来，中医"治未病"的预防理念被不断拓而展之、扩而大之，成为中医学界炒得最热的话题。有的以"治未病"为专题召开学术会议，有的则筹划"治未病"专业，有的甚至成立"治未病"的业务科室，一时间倒好像中医学就是专门为"治未病"而诞生的一样。有人认为中医学的宗旨就是"治未病"，是未渴而穿井，未斗而铸锥，反对在已病的行列与西医一较高下。更有人指出："我们学习中医就是为了治未病，不是有了病以后才找中医。"这些描述显然是对中医"治未病"的误读和曲解，显然是片面的，甚至是错误的。

对中医"治未病"的内涵，有人将其定义为"未病先防，既病防变，病后防复"，这三项内容至少后两项在概念上是难以成立的，因为既病防变和病后防复已经是在"治已病"而不是"治未病"了。疾病发生以后进行及时、正确的治疗不但是防止疾病发生不良变化的根本途径，也是减少病后复发概率的主要措施，但这些都是临床诊疗的题中应有之义，和"治未病"有什么关系呢？

学习中医医籍，我们反倒是可以找出古代医学家很注重疾病治疗时机选择的实例，有些疾病虽将发然亦不适宜治疗，如明吴又可说："温疫之邪，伏于膜原，如鸟栖巢，如兽藏穴，营卫所不至，药石所不及。至其发也，邪毒渐张，内侵于腑，外淫于经，营卫受伤，诸证渐显，然后可得而治之。方其浸淫之际，邪毒尚在膜原……或出表，或入里，然后可导引而去，邪尽方愈。"这些描述明确指出温疫邪毒侵入人体后，可在某一部位潜伏，在这一阶段往往无证可辨，无药可投，及至发病之后，诸证渐显，才能因势利导，施以治疗，驱邪勿尽。这是典型的"病而后治""病显后治"的实例。实践证明，这是非常符合某些疾病的临床实际的，这与西医学某些疾病如乙型肝炎感染后必须 ALT 升高、免疫激活之后才适合抗乙肝病毒治疗竟然完全一致，充分体现了古人的经验和智慧。

总之，所谓中医"治未病"其实是一个预防为主的宏观理念，其真实的科学内涵是要求一个好的医生应该通晓养生之道、摄生之理，能够指导人们选择健康合理的生活方式，以增强体质和抵御疾病侵袭的能力，减少疾病发生的机会，如食饮有节、起居有常、精神内守等。当然，中医药也有许多养生保健的方法和药物如太极拳、八段锦、五禽戏、药浴、滋补膏方等，在适宜人群中用之得当，也都可发挥健身强体、防病延年的作用。而这些也许才是中医"治未病"的真正的科学内涵，诚如朱丹溪所言："未病而先治，所以明摄生之理。"对于中医"治未病"而言，我们坚持秉承这样一种科学养生、预防为主的宏观理念就足够了。

朱丹溪说："是故已病而后治，所以为医家之法。"中医学作为一门医学科学，其主要任务当然还是治疗"已病"，古人留给我们的大量医学典籍中的主要内容也还是疾病诊疗的经验，包括证治规律、治疗方法、临床用药等，这些记载和论述成为中医学宝贵的科学财富。古人认为疾病发生之后是有一定的传变和发展规律的，一个好的医生还要熟悉和掌握这些规律，从而采取积极有效的措施，以防止疾病进一步的传变和发展，促使其发生良性逆转。如《金匮》所言："见肝之病，知肝传脾，当先实脾。"《内经》所论："邪风之至，疾如风雨，故善治者治皮毛，其次治肌肤，其次治筋脉，其次治五脏。治五脏者，半死半生也。"说明了疾病发生后由表及里、由腑入脏、由浅及深、由轻到重的传变规律及治疗难易和结果的不同，强调医生要重视早期治疗，并注意防止疾病向内脏传变，而这已经不是"治未病"而是在"治已病"了。

此外，从预防医学的角度讲，"治未病"亦并非中医的专利，现代医学疫苗接种的广泛应用已使许多传染病得到有效的预防与控制，现代医学关于营养的合理摄取，各种科学的健身强体方法、心理学疏导等也都对预防某些疾病的发生发挥着重要的作用。同时，因为现代医学对绝大部分疾病的发生发展规律都已有明确的认识，所以目前很多疾病的早期积极治疗很好地防止了疾病的传变与恶化。如对乙型肝炎患者，进行积极的抗乙肝病毒治疗，就可以有效减轻肝脏炎症，因而祛除了肝纤维化的始动因素，防止了肝纤维化发生，从而也就延缓或减少了肝硬化发生的概率，还可以使肝癌的发生率大大降低，而这些都已有确切的循证医学的证据，我们能说西医不治未病吗？

总之，我们要正确理解中医"治未病"的科学内涵，既要坚持预防为主的科学理念，也要清醒地认识到中医学当前的主要使命和任务，还是要承担起"已病"的诊疗任务包括西医疾病的防治任务，我们要把主要精力投入到不断探索中医证治规律，总结中医临床经验，提高诊疗水平和临床疗效的研究之中，促进中医学术进步和事业繁荣，使中医学为人民卫生健康事业发挥更大的作用。

五、特色与规范

所谓特色就是指事物区别于参照物或参照对象的本质特征。中医学特色就是指其区别于西医学而独有的理论体系、诊疗方法、管理模式等。这些特色首先是独有的,是相对于西医学而单独存在的。

所谓规范,是指对某一工程作业或者行为进行定性的信息规定,对思维和行为的约束力量。所谓标准,是指为了在一定的范围内获得最佳秩序,经协商一致制定并由公认机构批准,共同使用和重复使用的文件。标准要以科学、技术的综合成果为基础,以提供最佳的共同效益为目的。

长期以来,我们在中医学术研究、学科建设、医院建设、中医教育及临床诊疗等诸多领域,一直都把突出中医特色作为一切工作的指导方针,有人甚至把有没有突出中医特色视为关系到中医兴亡的关键所在。20世纪80年代初,衡阳全国中医工作会议的主题就是"保持和发扬中医特色"。虽然特色并不等于优势,但是中医学的许多优势却正是通过其鲜明的特色所体现出来的,失去了特色,中医的优势就会荡然无存,因此,中医学术和事业发展强调突出中医特色特别是个体化诊疗特色无疑是完全正确的。

与此同时,我们也应该清醒地认识到中医学是一门生命科学和防病治病技术,生命运动和疾病发生发展是有其自身规律的,从科技层面讲,规范化、标准化建设更应该成为中医学术研究的终极目标,规范诊疗自然也是中医临床研究的最高科学境界。孟庆云先生曾说:"所谓规范化,就是达到以一定的典范为标准的状态,其意义深远:一是可使临床对病和证的诊断有章可循;二是规范化的内容有明确的界限,可以提高理论的清晰性,便于学习和普及;三是有利于信息检索和学术交流,为中医学走向世界及与现代科学对话创造条件。"可谓精辟之极。近20年来,国家中医药管理局大力倡导和积极推行行业和专业规范化、标准化建设,出台了一系列行业规范,如中医病历书写规范、中医处方格式规范等,对规范中医医疗行为发挥了重要作用。可以预见,随着中医学术和事业发展,规范化、标准化建设将全方位、多领域、深层次继续向前推进,这是毫无疑问和完全正确的。

强调突出中医特色是正确的,加强规范化、标准化建设也是必要的,二者对于中医学术建设而言都是不可或缺的,但是从概念和含义上讲,特色和规范却是一对矛盾的统一体,二者的目标是一致的,实质和内涵却是矛盾的。特色是强调和体现特质,规范和标准则要求达到约束和统一,因此,如何在保持中医特色的前提下开展规范化、标准化建设,如何在科学规范的基础上突出中医特色就作为一个重要的理论和方法学问题摆在我们面前。

强调保持和发扬中医特色,我们首先应该认识到特色与优势本不是同一个概念,这些特色只有具有真正的优势,才能长久保持下来,才能有恒久的生命力。如果只有特色但并无优势或优势不明显,则势必被逐渐淘汰,自然消亡。因此,保持和发扬中医特色,要求我们首先应当明确在当前全新的科学背景下,中医学究竟哪些特色具有优势,而哪些是虽有特色但无优势或优势不明显的,从而确定中医学术研究的方向和目标。对那些既有鲜明特色,又具有明显优势的理论和方法,我们都应当将之很好地继承下来,并不断赋予其新的科学内涵,从而使这些特色不断得到强化。只有如此,才会使这些特色永远立于不败之地。如果将特色与优势在概念上混为一谈,片面强调突出特色,为特色而特色,则势必事与愿违。

对于保持和发扬中医特色和优势而言,我们应完成三项任务:一是继承,就是保持和传承好具有优势的中医特色,并使之发扬光大;二是强化,就是根据治疗目标的转换和疾病谱变化,不断强化中医现有特色,进行理论和方法学的不断完善和补充,使这些特色优势长存;三是促变.在不断强化的过程中,促使这些特色真正转变为优势。在这一"保特促优"的过程中,我们还应清醒地认识到中医学的特色和优势都是相对的,是可以变化的,甚至是阶段性的,我们应当牢固树立起与时俱进的理念,随时根据医学科学的进步与发展而调整思路,更新方法。如我们以中药剂型改革来弥补水煎服可能遇到的不便;我们进行"证"的生物学本质研究,制定科学统一的疗效评价体系来克服中医诊疗的直观笼统性与主观随意性等,就都是强化特色和优势的有力措施。

加强规范化、标准化建设,主要应做到两个符合。第一要符合中医学理论体系自身的规范。在2000多年的发展过程中,经过历代医家的辛勤探索、总结、补充、完善,中医学建立并形成了一整套自身的学术规范,如望闻问切的诊断方法、君臣佐使的配伍原则、中药配伍禁忌的要求及对单味药量的规定等等。这些规范和要求都是古代医学家在长期医疗实践中不断探索和总结出来的,是符合人体发病学实际和中医诊疗学规律的,绝非空想和臆造,是我们应该坚决遵循的。第二,要符合西医疾病的防治规范和要求。这是因为当代中医的实践范围和诊疗方式都与前代有所不同,这就要求有法规化意义,如当代中医必须承担起繁重的西医疾病的防治任务,这就要求中医诊疗不但要符合中医自身规律,也要符合西医疾病的防治规范。由于当前中医医院管理在专业划分、科室设置等方面都大量借鉴和沿用了西医的行业规范,中医的诊疗就当然地要遵守这些规范,如医疗质量检查、医疗事故鉴定等,更多地是以这些规范和标准作为依据的,因此,当代中医必须从当代的学术意识和社会需要出发,确立新的科学规范,片面强调特色而脱离现代医学规范和标准的要求和约束是寸步难行的。

陈竺院士在一次中医药发展的重要讲话中指出："中医药的发展，从临床到科研，要更多纳入法制化、规范化和标准化范畴。对有效中药要确保有效成分的存在，就要发展能够验证产品有效成分的标准化体系。无论是药品、治疗方法还是技术，都要建立一个标准化平台，对疗效评估也要有标准。"这段话为我们进一步深入开展中医规范化、标准化建设指明了方向。

六、辨证与辨病

长期以来，我们一直将辨证论治视作中医临床诊疗的基本原则和模式。所谓证是指疾病在发展过程中某一阶段的病理概括，包括病因、病位、性质、邪正关系及相应的临床表现等。辨证论治就是通过对望闻问切四诊资料综合分析和思辨而判断为某证，然后据证立法，据法组方，据方选药，形成理法方药的诊疗体系。随着辨证论治体系的建立和不断完善，辨"证"逐渐上升到主导的、轴心的地位，辨证论治也由此成为中医学的突出特色。应当说，坚持和强调辨证论治的原则和方法是完全正确的。但是，我们也应该看到，在辨证论治不断得到强化的同时，中医本有的辨病治疗却被大大弱化甚至被淡忘了，从而在一些人心中形成了似乎中医诊疗唯有辨证一途和只有西医才辨病的片面认识，这显然是错误的。如有人说："只要正确地把握了'证'，也就把握了一切相关的因果联系和人之生命系统的全部信息。辨证论治正是针对所有相关因果联系和生命信息加以整体性治疗，而不是专门针对哪一个病因病果进行处置，具有全面性、完整性的长处。其治疗不是直接对抗病因病果，而是在顺生赞化的过程中，协助生命系统整体的自我痊愈机能驱祛病邪。"这显然是对辨证作用的过分夸大，也是言过其实的。

其实，中医和西医都首先是辨病的，中医辨证是在中医"病"的框架内进行的，而中医病证与西医疾病之间也存在着广泛的内在联系。对应该如何认识中医"病"与"证"、辨病与辨证及中医病证与西医疾病之间的关系，我们必须明确以下四个方面的问题。

第一，中医首先是辨病的。所谓病，是指有特定病因、发病形式、病机、发展规律和转归的一种完整过程。中医对辨病的认识早在《内经》中已初步确定。以病作为篇名者如《素问》的《热论》《疟论》《咳论》《痹论》《痿论》《厥论》等，这些都是独立的疾病概念。《内经》全书记载了十余张方剂和二十余味药物，方剂的使用几乎均以辨病为主，如"生铁落饮"治疗阳厥，"泽泻饮"治疗酒风等，均为辨病用方，而仅有"寒痹熨法"被指明治疗痹证中的寒痹证型,因此,是远远没有形成辨证论治概念的。

《伤寒论》诸篇名皆把"辨某某病"列在前面,其后才是脉证并治,脉证平列其实也属于疾病之象。《金匮要略》作为论述杂病诊治的经典著作,全文共 22 篇,所论疾病达 40 余种,所载相应方剂有 262 首。后世历代中医临床文献记载,也都是以病名为篇,按病施治,或辨病在先、辨证在后的。因此,有人考证中国在清代以前并没有辨证论治之说。明代周之干的《慎斋遗书》中始见辨证施治,清代章虚谷的《医门棒喝》中始见辨证论治,但这里的论治并非指中医治病的唯一法则,而是指在审察病机的前提下进行辨证化裁。有人甚至提出,1955 年一位老教授提出辨证论治是中医的一大特色,其后这一观点写入教材,这才普及开来。

第二,中医学所辨之"病"与所辨之"证"是"纲"和"目"、统领和从属的关系。张仲景在《伤寒论》中首创既辨病又辨证、病证结合的诊断模式,《伤寒论》诸篇皆先"辨某某病"而后"脉证并治",把辨证限定在六经诸病的范畴之内进行。原文排列也是先论病而后辨证,以病统证、病下分证的诊断层次十分清晰。《金匮要略》以病分型,随证施治,形成以"脏腑辨证"为核心治疗杂病的理论与实践体系,如将"腹满"病分为厚朴三物汤证、大承气汤证、厚朴七物汤证、大柴胡汤证等进行辨证论治。这种依病辨证的体系成为后世历代医家临床诊疗的基本模式。

对辨病与辨证的关系,岳美中曾说:"病者本也,体也;证者标也,象也;有病始有证,辨证方能识病,识病后可以施治。"金寿山也指出:"能辨证而不识病,可谓只见树木不见森林,在诊断上缺乏全面观点,在治疗上毫无原则地随证变法;当然只识病而不辨证,也就是只见森林不见树木。"这些论述既准确阐述了辨病与辨证的关系,也是对"辨证论治是中医诊疗唯一途径"这一片面认识的纠正。

第三,辨证论治的优势与不足。辨证论治的优势主要体现在以下几个方面:①辨证论治可以最大限度地实现宏观调控的目的。因为"证"既反映局部病变,又反映全身状态,根据"证"而立法组方进行的治疗对病因、病位等都有较强的针对性,因而最有可能获得较好的综合疗效。②辨证论治可以最大限度地发挥治疗的灵活性。同一疾病可因临床证候不同而采用不同的治法和方药,而这也恰恰适合疾病不同阶段和不同环节的治疗需要,也更适宜于个体化诊疗方案的制定,而这常常是西医学所难以做到的。③辨证论治还可以作为某些疾病的最好的对症治疗。因为包含了患者症状与体征的中医证候是最直接的辨证依据,因此,中医治法对主观症状与客观体征针对性更强,作用也更为直接,如采用理气消胀、和胃止痛、利胆退黄等治法,可直接达到减轻或消除腹胀、胃痛和黄疸等证的目的,因此,辨证论治在某种意义上可以视作某些疾病之最好的对症治疗。

辨证论治的局限性主要反映在以下三个方面:①诊断方法的直观笼统性。证候是通过对望闻问切所获得的客观现象的思辨和规律性分类所得到的,仅仅依靠人体感官获取信息,导致信息采集不足,对质的判定和量的分析能力较低,难以对病变实质做出准确的分析与判断,因此,"证"就难免带有表象化问题,常难以反映疾病的本质,从而使治疗的准确度受到影响。治法与方药对"证"而言可能是恰当的,但对病变实质却不一定有很强的针对性,疗效就会出现"证"与客观指标分离的现象,"证"消除了,客观指标却不一定改善,或某些指标虽有改善或恢复,而"证"却依然存在,或两者疗效都是确切的,而经验却难以经得起重复等。②辨证论治存在较大的主观随意性。由于证候发生的内在本质和生物学基础至今尚未明了,学术界也还没有完全证明"证"与西医某些病变实质之间有必然的相关性。而受学识、经验与悟性差异的影响,临床医生对"证"的确立及其量、度的判断,经常带有较大的主观随意性。患者的主诉也往往会因患者年龄、性别、职业、文化程度等个体差异,而影响其对疾病的感知及语言表述,使之带有很大的随意性和偏差,从而对医生的辨证和思维产生不同程度的干扰与影响。③由辨证论治理念催生的"同病异治""异病同治"理论特别是"异病同治"论从理论和临床两个层面而言都是不准确的,甚至是错误的。不同的疾病虽然有时会有相同的证候表现,但是其内在的病变实质却有着根本区别,忽视疾病的本质区别而只根据相同的证候表象而采取相同的治法显然是不恰当的。如黄疸之阳黄一证可发生于肝炎、胆石症、肝癌、胰腺癌等多种疾病,虽然这些疾病的黄疸证候可能是相同的,在治疗上却理应采取完全不同的治疗措施,如果不辨病只辨证,而按照异病同治的理论给予相同的治法与方药,显然是盲目的,非但难以达到预定的疗效目标,有时还会延误治疗时机,给患者带来严重后果。

第四,关于明确中医"病""证"与西医"病"的关系。一般说,中医病证与西医疾病之间存在对应性、相关性及背离性三种关系。如中医病证鼓胀与西医肝硬化腹水、腹泻与肠炎、消渴与糖尿病、哮喘与喘息性支气管炎等都具有很强的对应性;有些中医病证与西医病之间则是相关的,如黄疸与病毒性肝炎、水肿与肾炎、咳嗽与支气管炎等;还有一些中医病证与西医病之间则是背离的,即有证而无病或有病而无证,如部分脂肪性肝病、高脂血症、高血压病等疾病往往可以无证可见,而临床上表现为呕恶、腹胀、食少乏力等证却可能检查结果正常,即有证而无病。临床上有时还会出现一"证"同多种疾病交叉或相关,或一"病"同多种证交叉或相关的现象。中医"病证"与西医"疾病"之间所呈现出来的不同层次和复杂关系特别是当二者背离时所发生的有病而无证,往往给辨证论治带来很大困难。祝世讷先生曾说:"医生应当全方位地掌握'证'和'病'的复杂情况和关系,按照病人的实际正确地判断和处理。在有相关性的情况下,客观地按其相关的具体情况来处理,有的可以辨证论治为主,辅以辨病治疗;有的可以辨病治疗为主,辅以辨证论治。在无相关性的情况下,是'证'就要辨证论治,不能把它扭曲成'病'来处理,或因不合'病'的规范而否认它;是'病'的就要辨'病'论治,不能把它扭曲成'证'来处理,或因不合'证'的规范而否认它。"这段论述对我们把握辨证与辨病的关系并采取相应的辨治措施具有重要的指导意义。

综上所述,在中医临床实践中,辨证论治是重要的,但不是唯一的,辨证绝不能代替辨病,既不能代替辨中医之"病",更不能代替辨西医之"病",只有明确中医"病"与中医"证"、中医病证与西医疾病的关系,将辨中医病证与辨西医疾病有机地结合起来,既坚持辨证的原则与方法,又遵循辨病的标准和依据,才能深化对疾病本质的认识,使诊断更为全面准确,使治疗更为安全有效。在治疗时或依病而治,或从证而治,或有主有辅,或相互补充,进行正确取舍,使治疗更有针对性和全面性,从而实现理想的疗效目标。

七、科研与临床

科学研究是人们以创造与修正人类知识为目的,为发现某事实,通过熟思与钻研,透彻地探索学问的行为。而科学研究工作是科学领域中的探索与应用,其实质内容包含创造知识和整理知识两部分。

按照这样的科研定义,中医科研就是在中医学领域中的探索和应用,即对已经产生的中医学知识的整理、鉴别、分析和研究,并在此基础上对中医理论和实践有所发展创新,有所发现发明,以解决中医学领域包括各学科、各专业尚未解决或解决得不好的理论和实践问题,从而推动中医学术的进步和繁荣。

中华人民共和国成立后特别是近二十年来,我国中医科研蓬勃开展,诞生了一大批科研成果,其中尤以 20 世纪 50 年代高等中医药院校教材包括经典著作释译和临床各科教材的编纂和出版,中医科学家屠呦呦及其团队进行的青蒿素研究,王振义院士、陈竺院士的砷化合物治疗白血病的实验研究及应用成果等为令世人瞩目,正是这些标志性成果推动了中医学术的繁荣和进步,这是世所公认的。但是由于种种原因，从总体上看，当前我国中医科研较之于其他学科力量相对薄弱，遇到的困难也更大，存在的问题也最多。

当前，中医科研最大的问题在于方向不明确、目标不集中、方法误区多。而造成这一现状的根本原因除功利因素等所产生的负面影响外，科研与临床的严重脱节是其真正的症结所在。如果对某些科研课题实施的全部过程进行认真剖析的话，我们就会发现有一大部分课题在课题进行的前、中、后三个时段都存在科研与临床脱节的现象。

首先，所谓前，是指一项科研课题在选题之前没有首先关注科研与临床的密切结合，没有将完善中医理论、提高诊疗水平、提高临床疗效作为科研的唯一方向和宗旨，没有将理论与方法学的创新作为中医科研的基本目标。当前中医科研的主要力量多为近十年来毕业和在读的研究生群体，这一群体因为临床时间较短，或根本没有从事过临床实践，缺乏必要的前期实践基础和经验积累，缺乏深厚的学术素养和宽广的学术视野，难以从整体上把握正确的科研方向，找不准科研选题的突破口与切入点。没有临床根基，造成在课题选题和设计时盲目跟风，互相模仿，有的把主要精力投入到标书的撰写上来，在技巧上下功夫，并千方百计引用一些医学生物学科学前沿的概念和术语，以此体现课题的创新性，从而提高课题立项的中标率。由于并非真正的内容、方法的先进和技术路线的科学可行，选题和设计带有很大的随意性，因此，实际上已经偏离了中医科研的正确轨道。

其次，所谓中，主要是指在科研课题的实施过程中所表现出来的技术路线设计的方法学误区。主要如千篇一律"拉郎配"，就是牵强地将一些病因病机、证候治法等中医宏观概念与西医学的某些客观元素如分子生物学微观指标进行"拉郎配""强对应"，如有的将中医"疫毒""瘀血"这样一些中医宏观机理概念与西医肝纤维化 HSC 活化、ECM 堆积等相提并论，并用活血化瘀等这样一些宏观的中医治法对某些微观指标进行干预，构想过于牵强，设计过于随意，模式固定单一。这种"强对应"缺乏理论过渡与衔接，因为中医的这些宏观概念与西医微观指标是完全不对等的，因此，得出的结论往往并无任何意义。再如盲目追求高起点、新指标，千方百计地捕捉一些中西医根本不搭边的所谓新内容、新方法，似乎只有运用了信息技术、分子生物学技术等才算是科研，在科研标书中什么"信号转导通路""细胞因子""基因表达及转录""蛋白组学""细胞凋亡""调控""干预"等名词术语往往出现频率最高，大部分科研项目模式大同小异，看似"高新尖"，实则是空中楼阁。其实，对中医科研而言，最重要的也许并不是这些看似时髦的概念，而是那些最基本、最普通和最急需解决的理论与实践问题。如中医治疗某些疾病的疗程如何确定？标准是什么？临床调方指征如何确定？依据在哪里？汤剂剂量依何而定？是根据疾病性质和程度的差异，还是依照方剂单味药剂量总和的多少？停药时机如何把握？应遵循哪些原则？有病而无证可辨时中医药治疗如何介入？等等这些中医临床最基本、最重要的问题理应通过系统深入的科学研究获得解决，但是却从来少有人问津，长期没有得到根本解决，严重制约了中医临床研究的进展。

中医科研借鉴和采用现代医学的价值标准和技术路线本身并没有错，当前的主要问题是科研和临床脱节使这些方法的应用过于牵强，甚至张冠李戴，使科研的方向和方法发生偏离，甚至误入歧途。

最后，所谓后，是指课题完成通过鉴定甚至获奖之后即束之高阁，不能对临床实践产生任何指导和引领作用，从而造成理论意义和实用价值的双重缺失。应当说，当前绝大部分中医科研课题完成之后即不了了之，真正用之于临床的少之又少，造成人力物力资源的巨大浪费。这非但无益于中医学术进步和科学精神的培育，而且助长了追逐功利和虚假浮躁的不良学风，同时也在很大程度上动摇了一些人"认认真真读经典，踏踏实实做临床"的信念。有人甚至轻视实践经验，鄙薄临床工作。

临床是中医学术发展的根基，是中医专业技能培育的阵地，也是中医学术思想产生的源泉。没有临床根基的科研就成为无源之水，无根之木。科研作为中医学术进步的推动力，必须紧密结合临床，紧紧围绕提高诊疗水平和临床疗效这一中心展开，如果偏离了这一中心和宗旨，失去了对临床实践的指导作用，为科研而科研，也就失去了任何意义。

我们必须坚持中医科研源之于临床，证之于实验（或验证），再返回临床，即临床—实验（或验证）—临床的正确路径，不断更新观念，随时进行科研思路调整和方法学完善，不断创新科研范式，真正通过系统深入的科学研究发展中医理论，有效指导临床，解决实际问题，并为构建新的中医理论体系奠定基础，使中医科研真正成为中医学术进步和事业发展的推动力。

八、整体与局部

整体观作为中医学的方法论，主要有三层含义："天人相应"观、人与社会的整体性及人体自身的整体观。中医学历来强调健康就是人与自然、社会环境的协调统一以及人体自身的完整协调统一。因此,强调整体观念、重视宏观调控、追求综合疗效作为中医学的特色和优势,一直对中医学的学术发展产生着极其深远的影响,毫无疑问,整体观是完全正确的。而当前主要的认识偏差是割裂整体与局部的关系,在片面强调中医整体观的同时,把中医重视细节变化、强调局部治疗的理念忽略了。

首先,在病证诊断上,中医学其实是更重视强调微观识病和局部辨病的。中医以望闻问切四诊为诊查疾病的主要手段,这一诊查过程要了解、观察和掌握各种不同疾病的不同局部的每一个细微变化,如对舌象的观察,舌体胖瘦、形态,舌苔厚薄、润燥与腐腻;对脉象要分辨脉体、脉率及部位;小便要分清、浊、白、黄、赤等不同;痰液要看稠、稀、黄、白或带脓血等。医生就是根据这些局部的细微变化来对病证做出整体的认识和诊断,对病症的性质、深浅、部位等进行具体的判定。

其次,在治疗上,中医学更是大处着眼、小处入手,先辨具体疾病、具体部位、具体病变、具体证候、具体舌象、具体脉象,分别施以相应的具体治法,选择相应的方药,或实施针灸、推拿、熏洗、砭石、导引等治疗方法,从而使这些具体病症得以减轻或恢复。以痢疾为例,中医治疗痢疾先辨痢色,痢下白色或带黏冻者属寒、属气;白而为脓者属热;痢下赤色或纯血鲜红者属火、属血;赤多白少为热,赤少白多为寒;痢下紫黑色为瘀血等,观察细致入微。在治疗上湿热者予以清热利湿、行气导滞之法,用芍药汤;寒湿者治以温化寒湿,予胃苓汤加温化药等。这些具体的治法与方药所针对的主要都是疾病细微的具体病变。

就中医治法而言,每一法都有具体作用,每一方都有实际功效,每一药都有各自真实的性味归经、功效主治和适应证候。黄痰用川贝,白痰用浙贝;尿黄用竹叶,尿血用小蓟;便脓用白头翁,便血用地榆,便秘用大黄,腹泻用扁豆等,皆法有所对,药有所指。特别是一些民间验方效方也主要是针对某一具体病或局部证候设立的,不但疗效确切,而且经得起重复,是中医药真正的瑰宝。因此,中医临床疗效也往往首先体现在局部病变的好转,而这些局部疗效也正是实现综合疗效的重要基础。

当然,在这些针对局部病变的据具体法确立和组方的过程中,有时是需要整体观理念的指导的,而整体与局部的兼顾与结合则更为必要和重要。

建构我国中西医双诊双治的诊疗新体系

中西医并重不仅是应对我国工业化、城镇化、人口老龄化、疾病谱变化及生物医学模式改变等重大挑战的战略决策，也是我国医学科学和卫生健康事业发展的迫切需要。中西医并重作为宏观决策和指导方针，要顺利施行关键是要落到实处，落到实处的核心是学术，而学术落实需要找到一个切实可行的着力点，从这个点切入，才能跨出中西医并重的第一步。根据我国目前中西医学术发展的现状，笔者认为这个着力点就是建构起我国中西医双诊双治的诊疗新体系，并将这一体系纳入医学教育特别是临床医学教育和继续教育，经过一个漫长的普及教育过程，使中西医双诊双治的理念和方法深入人心并成为临床诊疗新模式，使中西医临床工作者都能认真地了解、熟悉和掌握并逐步配合应用，从而为促进中西医结合学术发展，为最终建立起我国统一的新的医学体系奠定坚实基础。

一、建构双重诊疗体系的基本框架与步骤

所谓中西医双诊双治的诊疗新体系是指对每一临床疾病进行西医疾病和中医病证的双重诊断以及中西医双重治疗的诊疗体系和模式。具体方法与步骤如下。

首先对临床疾病进行明确的现代医学诊断，运用病史采集、物理查体、实验室、影像学检测对某一疾病做出明确的疾病诊断，包括病原学诊断（如病原微生物、寄生虫、理化因素等）、临床诊断（如急性、亚急性、慢性、代偿期、终末期等），根据有关标准判定其程度（如轻度、中度、重度等），根据临床表现和相关标准确定其临床特征等（如黄疸性肝炎、无黄疸性肝炎等），这样对疾病的病因、临床阶

段、程度及临床类型等就有一个全方位的诊断与判定；根据望闻问切四诊合参的结论，对照中医病和证的诊断依据对这一疾病做出中医病的诊断，做出中医证的判定，继而划定某一疾病某一临床阶段的证型归类，中医证型确定还应制定相应的规范化标准，将主证、次证、兼证、舌象、脉象等作为证型确立的客观依据。

其次是根据双重诊断确定中西医治疗介入某一疾病或疾病的某一阶段、某一环节的适当时机，根据现代医学治疗常规选择适当的西医治疗方法与药物，根据中医证型选用相应的中医治法和对应方药。因为双重诊疗体系既有西医病的诊断，又有中医证的分析，根据病情和治疗环节的需要及中西医各自的作用定位和疗效特点，可以单用西医治疗，也可以单用中医治疗；可以先用西医，再用中医，也可以先用中医，再用西医，也可以中西医同时并用；可以中医为主，西医为辅，也可以西医为主，中医为辅，一切皆依病情需要而定。中西医双诊双治，取长补短，最大限度地发挥增效、减毒和纠偏作用，从而真正克服人在疾病或生命的关键时刻不是交给西医就是交给中医的固定单一的就诊模式，使患者得到最全面、准确和恰当的诊疗。

在这一体系中，还要建立起科学统一的疗效评价标准，这一标准既符合现代医学的评价标准，又反映中医疗效特色，既有质的体现，又有量的反映，既体现个体疗效，又反映普遍规律；还要做到长期疗效与近期疗效相结合，整体疗效和局部疗效相结合，证候疗效与客观指标相结合，治疗作用和善后作用相结合，疾病疗效和生活质量变化相结合。由于现代医学对疾病诊疗已建立起完整的标准体系，中医疗效评价体系也应涉及疗程、停药标准、调方指征等内容，中药汤剂服用还应有相对统一固定的量的要求，这样就可形成一病双诊双治的完整的诊疗方案和模式，方法明确具体，可操作性强，易于掌握。当然，这需要同时制定中西医底线知识并纳入医师基础考核，规定西医医师至少应具有的中医素养和中医医师所必须具备的西医基本常识。近年来，由于中医治疗目标已经全面转换到西医疾病，这就使几乎每一个中医临床工作者都有一个"中学西"过程，这自然有助于他们对西医常识的熟悉与掌握；而近两年国务院相关文件中反复强调建立更加完善的西医学习中医制度、鼓励西医离职学习中医的指示精神，则为西医了解和熟悉中医诊疗创造了必要条件。我国几十年来中西医结合实践所形成的经验积累是完全可以胜任建立并实施这一双诊双治诊疗体系的学术使命的。

中西医双诊双治的诊疗方案和框架确立之后，就应成为中西医临床教科书的主要内容,其次还应成为行业标准、疾病诊疗常规、专家共识、防治指南及临床路径制定的重要依据,以提供中西医两套诊疗方法供临床医生选择与取舍,从而大大丰富临床疾病治疗学内容。为此,应按以下运行程序和步骤进行并完成下列工作与任务:

第一,编撰临床教材。遵照上述建构中西医双诊双治诊疗体系的原则和方法,组织有关中西医专家编撰各学科、各专业临床教材,在内容上除并列详介中西医双重诊断和治疗方案外,还应根据当前公认的中西医研究成果对治疗方法选择及主次先后确定等技术细节提出指导性意见以供临床医生参考。

第二,调整课程设置。西医院校及中医院校各临床学科、中西医结合学科、研究生选修课程、继续教育课程等都应进行相应的课程设置调整,以使之适应中西医双重诊疗体系的实际需要。在这一过程中应先设试点,由点到面,逐渐铺开,循序渐进,最终实现全面普及。

第三,完善行业标准。对现有的中西医卫生行业标准进行必要的修订与完善,使之与中西医双重诊疗体系对接并吻合,以适应这一新体系下的行业要求。

第四,修订防治指南。对现已形成的各学科、各专业疾病的防治指南、诊疗常规、专家共识等进行修订,补充中西医双诊双治的相关内容,使之符合中西医双重诊疗体系的基本要求并更为有效地指导临床。

此外,各种形式的医学继续教育、医师进修、住院医师规范化培训等,在专业内容设置上均应按中西医双重诊疗体系的要求进行,使双诊双治的医学理念与方法深入人心并落到实处。

二、为什么要建构中西医双诊双治的诊疗新体系

(一)建构双诊双治新体系是我国中西医结合的客观需求和必然选择

西方医学进入我国使中西医两种医学体系在同一块土地上相聚,二者又都承担着疾病防治和健康维系的共同使命,中西医在其运行的过程中就绝不会永远各行其道,而必定会发生重叠、交叉、碰撞和融合,也必定会有互相的吸纳和借鉴,而中西医的联合乃至结合就成为势所必须,而不是我们要不要和情愿不情愿的问题。中西医之间的理论衔接和方法学互补既是中医学自身学术发展和理论创新的客观需求,更是我国医学科学发展的必由之路。中西医结合虽已走过半个多世纪的历程,也取得了许多举世瞩目的成就,但总体而言,仍有许多基本问题并没有得到根本解决,如专业队伍一头偏现象,即中西医结合

专业人员组成仅局限于中医从业人员,是单向的,鲜有西医人员主动学习中医并进行中西医结合研究,使中西医失去了对等的学术沟通与衔接。另外,中西医结合的理论支撑点尚未建立,临床切入点尚不明确,一些重要的理论障碍远未克服,许多方法学瓶颈亦未打破等,使中西医结合学术研究举步维艰,难以形成合力。中西医双诊双治的诊疗新体系就为中西医联合乃至结合提供了一个最为便捷的途径,这一体系虽非中西医结合的全部却可能成为最重要的起步。因为中医和西医要共同面对双诊双治,这样西医医生就不至于忽略了中医的思路和方法,中医医生也不至于忽略了西医的原则和措施,而可根据病情需要做出正确选择,经过长期的互融渗透,优选重组,由临床上升到理论,最终实现中西医的互补与融合。

(二)建构双诊双治新体系是中医治疗目标全面转换的真实需要

所谓中医治疗目标转换是指当前中医治疗所针对的目标已不再是单纯的中医病证,而是已经全面转换到西医疾病,绝大部分患者在进行中医诊疗时都已经或将会得到西医疾病的明确诊断。中医临床诊疗无论怎样强调中医主体思维和突出中医特色,也不可能绕过西医疾病这一现实治疗目标及其对临床诊疗的要求,更不可能置西医异常的客观检查结果于不顾。当前甚至连中医临床研究论文都已经以西医病名为主,有人对 2010—2012 年《中医杂志》刊载的 351 篇论文进行疾病名称应用频率统计分析,结果显示,中医、中西通用、西医病名频数及构成比分别为 13 篇(3.78%)、5 篇(1.45%)、326 篇(94.77%),这提示中医临床研究使用的病名以西医病名居多,约为中医病名的 25 倍,充分证明中医病名已基本不再为中医师所使用。中医院校常用教材弃用传统中医病名而借用西医病名的现象也已十分普遍。中医治疗目标由单纯中医病证向西医疾病的转换就必然要求中医诊疗不单要针对中医的"证",也要针对西医的"病",疗效追求就不单要有中医"证"的消失或减轻,还要有西医"病"的康复和好转,从而达到中医证候与西医客观指标的双重改善,这样的疗效目标往往是单用传统的中医诊疗方法所难以实现的,而必须有现代医学理念和方法的合理融入,使中医药学成为一个巨大的开放系统,博采众长、兼收并蓄、为我所用,这是时代发展的必然趋势,也是中医药学自身完善发展的客观需求。与此同时,现代医学对许多疾病或疾病的某些阶段、某些环节也都还有许多没有解决或解决得不好的医学难题,也特别需要中医诊疗方法的介入和参与,中西医双诊双治的新体系就为临床诊疗提供了双重选择,从而也才能从根本上满足

"病""证"双重疗效目标的实际需求。

（三）建构双诊双治新体系是完善国家行业标准的必然要求

1994年，国家中医药管理局正式发布了我国第一个中医药行业标准——《中医病证诊断疗效标准》，该标准引入了西医病名诊断、西医检查方法及中西医病名对照。该标准发布之后至今的二十多年来，对中医临床诊疗实践发挥了重要的规范、指导和引领作用，中医临床诊疗模式也在不断向这一标准靠拢。有人统计2010—2012年《中医杂志》临床研究论文344篇的诊断标准显示，只有西医疾病诊断标准者145篇，约占42.5%；既有西医疾病诊断标准，又有中医辨证诊断标准者199篇，约占57.2%，充分反映了"西医辨病"与"中医辨证"相结合已成为重要的中医临床诊疗模式。

我们再以国家中医药管理局2011年1月发布的传染科、肝病科14个病种的临床路径和诊疗方案为例，除积聚外其余12个病种均为西医病名，采用西病中证模式，因此，虽曰中医临床路径，实际上已经提出了中西医双诊双治的必然要求。中西医双诊双治体系的建构可以进一步完善中医行业标准并成为中西医行业标准的重要组成部分。

（四）建构双诊双治新体系是改变中西医学术不对等现状的真实需求

虽然我国多年来一直推行中西医并重的卫生工作指导方针，但贯彻落实普遍并不得力，中西医还存在着严重的不对等现象。除在教学、科研、医疗机构和规模等方面存在巨大差距外，中西医在学术上的不对等现状更令人担忧。近年来随着现代医学的飞速发展，诊疗新理念、新方法、新事物不断涌现，在这些新的治疗理念不断强化的同时，中医药的作用和地位也在日渐淡化并趋于从属和边缘化，形成学术理念的一边倒现象。

近年来，在学术理念一边倒的影响下，甚至连集中了国内西医顶尖专家学识和经验的许多疾病的防治指南、专家共识等权威文献都将中医药排除在外，有的甚至连中医药优势病种亦不例外。如《二〇一五年慢性乙型肝炎防治指南》竟无一字中医药内容。借鉴国外研究成果是必要的，但绝不应忽视充分反映国人自身智慧和经验的中国传统医学，在我国，离开了中医药学介入的医学体系是不完整的。这一现象深刻反映了西医学界对中医学的理论体系普遍既缺少认知，更缺乏认同，从而失去了中西医对等的学术研究基础。

对中西医这种严重不等的现状，有人曾戏称之为中西医并重的高位截瘫。建构中西医双诊双治的诊疗体系，则有望纠正学术理念一边倒的现状并改变中医被动参与的局面,中医或可不再只是西医下游的辅助工作,而真正实现与西医平等互补,共同构成我国统一的新的医学体系。

三、建构双诊双治诊疗体系必须明确的若干理论和实践问题

(一)明确中医病证和西医疾病的关系

一般而言,中医病证与西医疾病有三层关系:一是广泛的对应性,如鼓胀与肝硬化腹水,哮喘与喘息性支气管炎,狐惑与白塞氏病,痢疾与菌痢等;二是密切的相关性,如黄疸与肝炎、胆石症、胰腺癌等;三是一定的背离性,如脂肪肝、高血压、高脂血症可无任何症状是谓有病而无证,再如某些食少、乏力、失眠等证检查客观指标则可能完全正常是谓有证而无病,另外,临床上还存在中医某一"证"可能存在于多种西医疾病之中, 西医某一疾病则可有多种中医证的表现的交叉和重叠现象。明确这三种关系,才能使诊断更为明确,使治法更为安全有效,或从证论治,或从病论治,或病证结合,进行正确取舍,从而实现理想的疗效目标。

(二)明确中医药治疗的作用目标

明确中医在双诊双治诊疗体系中的作用目标, 可以帮助我们正确选择中西医治疗方法,明晰治疗思路和步骤,分清治疗的主次先后和轻重缓急,其意义不言而喻。

一般而言,中医药作用目标有三个,即主导治疗作用、辅助治疗作用和善后治疗作用。在某一疾病或疾病的某一阶段、某一环节,中医药可以用作主导治疗即单用中医药治疗或以中医药方法为主,如慢性乙型肝炎,病毒指标和生化指标正常或轻度异常,而症状体征如恶心、呕吐、胁痛、腹痛、食少等消化系统症状明显则以中医药辨证治疗为主导,或单用或辅以西药护肝治疗,则有望使主观症状与某些客观指标得以复常,而对抗乙肝病毒治疗,则以西医抗病毒治疗为主,中医药作为辅助以解决一些单用抗病毒治疗所不能解决的问题如某些症状、体征及生化指标异常等;再如肝硬化腹水患者经用中西医治疗使腹水消失后,可用中医药作为善后治疗,用中医健脾、柔肝、益肾等治法以巩固疗效,杜绝腹水再生或延缓腹水再生的时间。

(三)关于明确中医药疗效的科学定位

明确中医药疗效的科学定位, 有助于我们在建立双重诊疗体系时做出正确选择。

一般而言,中医药在疾病治疗中的疗效定位从总体上分为四个层次,即确切

疗效、较好疗效、一定疗效、尚不确定;在表现形式上又可分为整体疗效和局部疗效或二者兼而有之。

长期的临床实践证明,中医药可以在西医疾病治疗的许多方面发挥作用,但以消除或减轻症状与体征即中医证候疗效最为确切, 这是因为症状和体征作为主观感觉和外在表现是辨证论治最主要、最直接的客观依据,许多治法与方药就是直接针对症状和体征的,如行气止痛、降道止呕、健脾止泻、清凉止血、理气消胀、利湿退黄、泻下通便、解表退热、和胃消食、镇静安神等等功效即是最好体现。

临床和实验研究还表明,中医药对于疾病治疗的某些阶段和环节,如在减轻炎症、调节脂质代谢、改善生化指标、阻抑纤维化的发生和发展、调节免疫失衡、扩张血管、缓解支气管痉挛保护黏膜、改善肠道及胃肠动力等等众多方面都有较好的或一定的作用。

另外,对疾病的某些领域如清除乙肝病毒、清除丙肝病毒、抗肿瘤、稳定血管内斑块、促使某些具体的异常的客观检查指标复常等环节,中医药虽可有某些个体化治疗经验或某些实验室结论甚至取得过某些疗效,但普遍疗效则尚难确定;另如巨大结石、巨大肿瘤、严重畸形、严重出血、严重创伤、严重血管梗塞或破裂、严重血管狭窄等中医药疗效则更难确定。

需要特别指出的是中医诊疗具有鲜明的自身特色,那就是强调整体观念,注重宏观调控,追求综合疗效,在临床诊疗过程中既关注具体的病,又系统认识、全面分析、综合调治患病的人,调理脏腑,平衡阴阳,辨证论治除对外在证候有较强的针对性外,所立治法与方药还要着眼于病因病机、阴阳失衡、虚实偏差、气血顺逆等整体状况,因此获得的疗效往往是综合的,如健脾止泻法之参苓白术散治疗慢性脾虚腹泻,就不但可以使腹泻好转或恢复,同时健脾又可使脾运复常,因而脾胃消化功能也会得到改善。因此,我们在判定中医药疗效定位时也一定要有整体的眼光。

在双诊双治诊疗体系中,要对中西医疗效定位和疗效特点进行比较,而后进行正确取舍,正确选择,以提高疗效、少走弯路,严防贻误病情。

(四)关于中成药应用

近年来大量中成药问世并广泛应用于临床,极大地方便了患者,也成为双诊双治诊疗体系中的重要内容,与中药辨证复方汤剂有着同等重要的作用。

中成药应用首先应该明确中成药的不同类型,目前中成药一般分为三大类:一是传统中成药,以君臣佐使为配伍原则,以中医"证"为针对目标;二是现代中成药,以辨证证型为组方依据,以西医疾病为治疗靶点;三是中药提取物制剂,以现代药理学结论为依据,以西医疾病或某些病理变化为治疗目标。

中成药应用的基本原则应当是首先辨准病,辨好证,把握好适应症。一般而言,针对"证"选用传统中成药,如腹胀选木香顺气丸;针对"病"选现代中成药如胃复春;针对某一病理变化或客观指标异常则宜选用中药提取物制剂,如 ALT 升高选天晴甘美等。若某些环节尚无合适之中成药,则宁可暂缺亦不可滥用。

在双诊双治的诊疗体系中,中成药应用还应明确单独用、联合用、交替用、序贯用等不同用法及适宜的临床应用时机等;明确其与汤剂及西药各自的作用特点、目标异同、收效时间及依从性差异等,进行合理选择,以使其更好地发挥应有作用。

结语

建构中西医双诊双治的诊疗新体系是我国医学科学发展特别是中西医结合学术研究的必然步骤和终极目标,更是一项伟大的科学工程。这种诊断上的病证结合,治疗时的优选重组,理论上的相互为用,在使中西医真正形成合力的同时,也才能使中医药真正纳入主流医学体系,使其更好地发挥常态和稳态作用,使中央中西医并重的卫生工作指导方针落到实处,使一百多年来中西医学界无数有识之士关于中西医互补融合的共同愿望真正得以实现。东西方两种医学体系的汇聚和交融必将催生出我国新的医学体系,从而使中国医学真正领先世界成为可能并为人类的健康事业做出更大贡献。

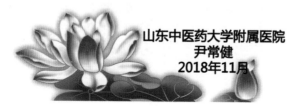

建构我国中西医双重诊疗新体系

山东中医药大学附属医院
尹常健
2018年11月

目　录

壹　基本概念和内涵

贰　基本框架和步骤

叁　为什么要建构中西医双重诊疗体系

肆　建构中西医双重诊疗体系中医自身应做好什么

基本概念和内涵

1　针对每一具体临床疾病

2　确立中西医双重诊断

3　确立中西医双重治疗方案

4　确定中西医治疗介入的时间节点 —— 先中后西 / 先西后中 / 中西同时

5　确定中西医介入的不同方式

单用西 ｜ 单用中 ｜ 西医为主 ｜ 中医为主 ｜ 中西并用

基本框架与步骤（一）

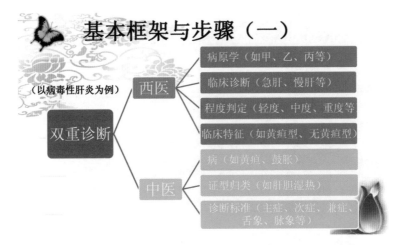

（以病毒性肝炎为例）

双重诊断

西医
- 病原学（如甲、乙、丙等）
- 临床诊断（急肝、慢肝等）
- 程度判定（轻度、中度、重度等）
- 临床特征（如黄疸型、无黄疸型）

中医
- 病（如黄疸、鼓胀）
- 证型归类（如肝胆湿热）
- 诊断标准（主症、次症、兼症、舌象、脉象等）

基本框架与步骤（二）

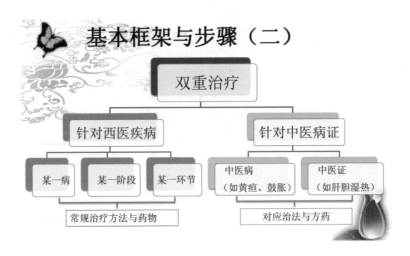

双重治疗

针对西医疾病
- 某一病
- 某一阶段
- 某一环节

常规治疗方法与药物

针对中医病证
- 中医病（如黄疸、鼓胀）
- 中医证（如肝胆湿热）

对应治法与方药

基本框架与步骤（三）

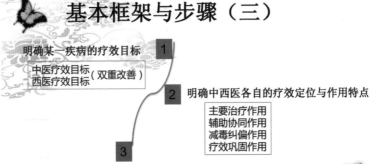

1　明确某一疾病的疗效目标
中医疗效目标（双重改善）
西医疗效目标

2　明确中西医各自的疗效定位与作用特点
主要治疗作用
辅助协同作用
减毒纠偏作用
疗效巩固作用

3　确定中西医介入的时间节点和介入方式（一切依病情需要而定）

基本框架与步骤（四）

建立科学统一的疗效评估标准

宗旨和原则
- 既符合现代医学标准，又体现中医疗效特色
- 既有质的体现，又有量的反映
- 既反映个体疗效，又体现普遍规律

具体要求
- 长期疗效与近期疗效结合
- 整体疗效和具体疗效结合
- 症候疗效与客观指标疗效结合
- 治疗作用与善后作用相结合
- 疾病疗效与生活质量改善指数相结合

双轨操作
- 以现代医学建立的疗效标准体系为依据
- 中医疗效标准应涉及疗程、停药标准、调方指征、汤剂剂量和服用方法的设定等

基本框架与步骤（五）

1 规定中西医底线知识：

（1）规定西医医师至少应具有的中医知识素养
（2）规定中医医师必须具备的西医基本知识和技能
（3）将此纳入各级医师基础考核

2 保证措施：

（1）各种形式的中学西
（2）各种形式的西学中

基本框架与步骤（六）

后续运作

编撰临床教材	调整课程设置	完善行业标准	修订防治指南
• 中医院校教材 • 西医院校教材 • 中西医结合学校教材	• 中医临床学科 • 西医临床学科 • 中西医结合学科	• 中医卫生行业标准 • 西医卫生行业标准	• 防治指南 • 诊疗常规 • 专家共识 • 临床路径

（均应符合中西医双重诊疗体系原则与方法）

为什么要建构中西医双重诊疗体系（一）

1 实现中西医学术对接互融的必由之路

- □承担共同使命：疾病防控、健康维系
- □必然的运行过程：交叉、重叠、碰撞、融合
- □必须的对接互融：吸纳、借鉴、联合、结合
- □唯一的落足点：建立双重诊疗体系

2 中医治疗目标全面转换的迫切需要

- □治疗目标：中医病证 ⟶ 西医疾病
- □疗效目标：中医证的减轻与消除
  - 西医病的好转与康复 } 双重改善

（没有中西医双重诊疗体系，这些目标是难以实现的）

为什么要建构中西医双重诊疗体系（二）

3 完善国家行业标准的必然要求

□1994年我国第一个中医药行业标准《中医病证诊断疗效标准》发布。

引入 西医病名诊断
西医检查方法
中医病名对照 } 对中医临床发挥了重要的规范、指导和引领作用

（有人统计2010—2012年《中医杂志》344篇临床研究论文的诊断标准，既有西医疾病诊断标准，又有中医辨证诊断标准者199篇，占57.2%，充分反映了"西医辨病""中医辨证"相结合已成为重要的中医临床诊疗模式。）

□国家中医药管理局2011年发布的传染病、肝病科14个病种的临床路径和诊疗方案，除积聚外其余均为西医病名，虽曰中医临床路径，实际已提出了中西医双诊双治的必然要求，肝病中西医双重诊疗体系的建立必可进一步完善行业标准并成为其重要组成部分。

为什么要建构中西医双重诊疗体系（三）

4 改变中西医学术不对等现状的真实需求

□现状：

- A. 中西医并重并未落到实处（有人称高位截瘫），
- B. 中医日趋边缘化、从属化，
- C. 专业队伍一头偏（只有中学西，没有西学中），学术理念一边倒（防治指南不提中医一字）。

□中西医双重诊疗体系的建立有望实现：

- A. 纠正学术理念一边倒现象，
- B. 改变中医被动参与局面，中医或许不再只做西医的下游工作，
- C. 最终建构起我国统一的中西医对等参与的学术新体系。

建构中西医双重诊疗体系中医自身应做好什么（一）

1 明确中医病证与西医疾病的三层关系

①广泛的对应性

中：鼓胀 ←——————→ 西：肝硬化腹水

（以肝病为例）
病因
表现
预后
治疗（内治、外治）
调养

建构中西医双重诊疗体系中医自身应做好什么（二）

②密切的相关性

中：黄疸 ←——————→ 西：肝炎、肝硬化、肝癌、胆石症、胰腺癌等

眩晕 ←——————→ 高血压病、耳源性眩晕、贫血等

③一定的背离性

高血压病可以表现为血压升高而无任何症状是谓有病而无证；

或眩晕头疼而血压正常者是谓有证而无病。

建构中西医双重诊疗体系中医自身应做好什么（三）

2 明确中医药的作用目标

◆ 主导治疗作用（疾病的某些阶段、某些环节）

◆ 辅助治疗作用（疾病的某些阶段、某些环节）

◆ 善后治疗作用（疾病的某些阶段、某些环节）

建构中西医双重诊疗体系中医自身应做好什么（四）

3 明确中医药的疗效定位

- 改善和消除症状与体征 （有确切疗效）
- 减轻肝组织炎症 （有一定或较好疗效）
- 改善微循环 （有一定或较好疗效）
- 减轻靶器损官害 （有一定或较好疗效）
- 降压、稳压 （有一定疗效）
- 调节免疫失衡 （有一定疗效）
- 调节脂质代谢 （有一定疗效）

（同时应充分重视和体现中医宏观调控和综合疗效特点）

建构中西医双重诊疗体系中医自身应做好什么（五）

4 设定恰当疗程

- 依据：不同疾病、不同阶段、不同环节、不同目标
- 分类：长、中、短

根据不同疾病的发病规律和中药的作用特点，制定相对、大概的疗程，才能较准确地进行疗效评价，并减少用药的盲目性。

举例：
以肝病为例

_针对症状的治疗疗程可短些，如一周或稍长；
_减轻肝脏炎症和针对体征的疗程可稍长，如三周或稍长；
_抗肝纤维化则宜更长些，如两个月；
_肝硬化则更宜长些，如三个月到半年等。

建构中西医双重诊疗体系中医自身应做好什么（六）

5 规范调方指征

- 明确调方原则：
  顺应病情变化

- 把握调方时机：
  [向愈
  好转
  未变
  恶化]

- 熟悉调方内容：
  [药味增减
  药量增减]

- 设计好技术细节：
  [设立药物调整范围
  设立剂量增减标准
  形成方药调整的总体框架]

建构中西医双重诊疗体系中医自身应做好什么（七）

6 规定适宜剂量

- 目前临床对水煎汤剂总量尚无统一标准，成人一般以300—500ml为宜。
- 一般晨起、睡前两次温服，每次200—250ml；
- 儿童和老年人亦可酌减量至200—250ml，晨、昏二次或晨、午、晚三次均量服。

建构中西医双重诊疗体系中医自身应做好什么（八）

7 规定停药标准

➢ 病情需要（如消化道出血）
➢ 治疗完成（病情已康复）
➢ 依从性障碍（味道、方法、剂量难以忍受）
➢ 安全性防范（肝衰竭）

 （知道什么时候该停药也许比知道什么时候该用药更重要）

建构中西医双重诊疗体系中医自身应做好什么（九）

8 开一张规范的中医处方

基本原则	• 坚持辨证论治 • 坚持辨病辨证相结合 • 坚持君臣佐使的配伍原则	
技术细节	• 选药要准确 • 用量要规范 • 用法要适宜 • 禁忌要避免	

建构中西医双重诊疗体系中医自身应做好什么
（十）

① 选药要准确

◎从中医理论角度充分了解每一味中药的性味归经、功效主治、适应范围等，根据每味药的药效特点和辨证需要，进行正确的药物选择，尤其是作用相同或相近药物，更要选准选精。

◎熟悉每一味中药的现代药理学结论并作为辨证用药的有益补充，对中药的药理作用要有全面认识和正确取舍，如具有免疫促进作用的药物在护肝治疗时就不宜应用，要充分注意不同药理作用之间的相互影响。

◎组方除应遵循中药的配伍禁忌外，还应了解每一味中药的现代毒理学结论，避免应用脏器毒性药物，如*川楝子*、*半夏*、*天花粉*、*何首乌*、*关木通*、*马兜铃*、*青木香*等。

建构中西医双重诊疗体系中医自身应做好什么
（十一）

② 用量要规范

■对中药用量，本草学和中药方剂学都有明确的规定和要求，这些规定是科学的，切不可随意为之，超常用量时一定要有理论基础和实践依据，以免影响肝病处方的有效性和安全性。

■不同用量往往会对疗效产生重要影响：
如大黄本泻下通腑药，因含鞣质，用量过大时反而会产生止泻作用；小剂量大黄有利胆退黄功效，大剂量长期应用反而能导致胆红素代谢障碍引起胆红素升高。

建构中西医双重诊疗体系中医自身应做好什么
（十二）

③ 用法要适宜

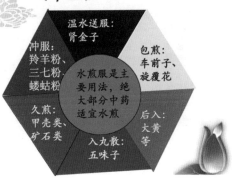

温水送服：肾金子

包煎：车前子、旋覆花

水煎服是主要用法，绝大部分中药适宜水煎

冲服：羚羊粉、三七粉、蟾蜍粉

后入：大黄等

久煎：甲壳类、矿石类

入丸散：五味子

建构中西医双重诊疗体系中医自身应做好什么（十三）

④ 禁忌要避免

> "肝病忌桂"提示大凡辛燥温热药物均宜慎重。

> 甜令中满，腹胀之人慎用甘甜药。

> 甘草易致水钠潴留，腹水及高血压病人不宜应用。

> 门脉高压性胃病，慎用乌梅、五味子、山楂等酸味药。

结 语（一）

建构学术中西医双重诊疗体系是中医临床研究的最高愿景，也是中西医结合学术研究的终极目标，
这种诊断上的病证结合，
治疗时的优选重组，
理论上的相互为用，
才能使中医真正纳入临床研究的主流医学体系，
才能使中医真正发挥长态和稳态作用，
也才能打破患者在疾病和生命的关键时刻
不是交给西医就是交给中医的僵化单一模式，
从而使患者得到最全面、准确和恰当的治疗。

结 语（二）

建构中西医双重诊疗体系
既是一种全新的学术体系，
也是一种全新的诊疗模式，
更是一项伟大的科学工程。

任务艰巨而**繁重**，
道路崎岖而漫长，
但是我们坚信：
经过工作在各级综合医院的中医同仁们的艰苦奋斗，经过中西医长期的共同努力，这一目标必须也一定能够实现。

把中医临床研究基地
建设成中西医结合的试验田

为发挥中医药在常见病、多发病及重大疾病防治中的重要作用,提高中医药防治水平和临床疗效,提高中医药在健康中国建设中的贡献度,国家中医药管理局在 2012 年确定冠心病、高血压、慢性乙型肝炎等二十五个病种并遴选多家省级以上中医院作为临床研究基地,进行科研攻关,期望能对二十五种常见的重大疾病探寻到更好的中医药和中西结合的方法与手段, 实践证明这一决策和运行路径都是正确的。因为中医临床研究基地以冠心病、高血压、慢性乙型肝炎等现代医学疾病为目标,在研究过程中就必然有中西药的互相借鉴,就必然要将学术规范化、标准化建设与保持和发扬中医特色有机地结合起来。从某种意义上说,中医临床基地就是中西医结合的最好的试验田。因此,我们一定要遵循学术研究的基本规律,坚持中西医互融借鉴,取长补短,利用好基地这一中西医结合的试验田,为中西医结合研究积累更多的经验,提供更多的借鉴,笔者认为主要应从以下若干方面展开。

一、学术研究是基地建设的核心

中医临床研究基地建设是一项庞大的系统工程,涉及诸如经费投入、基地设施建设、设备购置、人才团队建设、学术交流平台搭建及实现信息资源共享等许多环节,而每一环节都直接关系到研究基地建设的成败,都是至关重要甚至是缺一不可的。但是,我们更应该清醒地认识到,对中医临床研究基地建设而言,学术研究才是真正的核心所在,以上所有环节都是为学术研究这一核心服务的,是为实现学术研究目标提供人才、信息和物质保障的。因此,我们的目光一定要紧紧盯住学术研究这一核心不动摇,抓住学术研究这一关键不放松,充分利用目前资金、人才、信息等资源并使之成为完成基地学术研究任务的基础和条件。

中医临床研究基地建设的核心任务是建立起相关疾病的新的中医理论体系,提高中医诊疗水平和临床疗效,扩大服务功能,而卓有成效的学术研究是最终实现这一目标的基本保证。一个建设周期结束,当我们对基地建设进行评价时,我们就不仅要看基地规模、团队建设、设备条件等基本状况,更要看基地所承担的相关疾病的中医临床研究是不是真正诞生了"看得见、用得上、立得住、推得开"的创新性研究成果;是不是真正提出了新理论,创立了新方法,积累了新经验;而这些研究成果是不是实实在在地指导和服务了临床,并在提高中医诊疗水平和临床疗效,扩大中医服务功能中发挥了重要的作用。这才是最重要的,只有这样的学术研究成果才具有永恒的意义。

如果说20世纪50年代相继编撰出版的高等中医院校教材真正完成了中医临床学科总体框架的构建,从而对中医学术进步发挥了划时代的作用的话,当前,中医临床研究基地建设的学术使命就是建立起中医药治疗西医疾病特别是重大疾病的新的理论体系,这一体系既要完整准确地体现中医学的本质特色,又要符合相关的现代医学疾病发生发展的规律,既要保持中医学的主体地位,又要充分借鉴现代医学的最新成果,从而使中医药真正能在重大疾病的防治中发挥应有的作用。

二、建构相关疾病新的中医理论体系

建构新的中医理论体系是基地建设最主要的学术使命,完整系统的中医理论体系主要体现在以下几个方面。

(一)确立相关疾病的中医病因学归属

目前中医界对各基地承担的西医疾病的中医病因学归属认识尚不一致,有些提法甚至存在着很大的片面性,主要原因是在认识和阐述中医病因时未能充分兼顾西医疾病的发展规律。如乙型肝炎的病原学为乙肝病毒侵入人体通过复杂的免疫反应引起发病,中医病因归属就必须具备外在的传染性致病因子和内在的发病条件,这一外在的致病因子具有物质性、致病性、致病的特异性、传染性及潜伏性感染方式等特点,内在发病条件则是免疫失衡即中医体质因素,依这样的标准,将中医"杂气"作为乙型肝炎的中医病因就较为适宜,而当前多数研究所认同的"疫毒"就不够准确,至于"湿热""邪毒"甚至"情志"等显然不具备上述条件,作为乙型肝炎病因是不恰当的。

再如高血压病,多数文献只注重从眩晕等中医病证立论,将肝阳上亢、肝风内动等作为病因,而对于过量进盐这样最重要的原因却每多遗漏或忽略,这显然也是不全面的。其实,中医学早就认识到饮食过咸易引起血脉变化,如《老老恒言》中所说"血与咸相得则凝,凝则血燥",这与高血压病常见的血脉紊乱如血栓、梗塞等缺血性疾病颇为吻合,因此,应将平素嗜咸或过量进盐作为高血压病主要的中医病因之一。

深入进行中医病因学研究,纳入符合现代医学疾病发生学规律的科学理念,真正确立起相关疾病的中医病因学归属并形成共识,对于治法确立乃至整个临床研究都具有极其重要的意义。

(二)探讨中医病机演变的阶段性规律

中医病机研究在内容上主要包括两个方面:一是对肝炎、高血压、冠心病、糖尿病等相关疾病发生、发展及转归的总体规律的把握,二是研究和把握中医病机演变的阶段性规律。

总体病机规律研究的内容是多层面的,如外来致病因子的介入、基本病位、对脏腑气血所产生的广泛的病理影响及后果、阴阳失调、脏腑及气血功能紊乱等发生的机制及病机意义、湿热痰浊及瘀血等病理性产物形成的原因及对病机转归的影响等。

各临床研究基地所承担的疾病病程均较长,涉及不同的病理阶段和临床分期,如高血压病可以其对靶器官的影响程度而分为一期、二期、三期,而乙型肝炎则分为急性肝炎、慢性肝炎,慢性肝炎又有轻度、中度、重度之分,中医病机演变就具有了阶段性规律,以慢性肝炎而言,其病变往往初在肝,先传脾,后及肾,最后导致气血逆乱、正虚邪实的结局,湿热与瘀血则是疾病过程中的阶段性病理产物。在这些不同的疾病阶段,中医病机演变的规律决定了不同的证候表现,明确中医病机演变的这些阶段性规律,有助于我们采取及时正确的中医干预措施,制定恰当的阶段性治疗方案,从而阻断疾病进度,促使疾病向愈。

病机研究还要明确影响病机转归的三个重要因素,即致病因子的强弱程度、体质差异及治疗是否恰当,这三点对于病机转归趋向的影响是决定性的。

（三）研究证候组群的分布规律与表现特征

证候作为疾病的外在反映，是中医辨证论治的基本依据。病毒性肝炎、高血压、糖尿病等可有多种症状与体征，中医证候纷繁，这些证候又因疾病的临床类型和阶段不同在性质、程度、持续时间及发生频率等方面有很大差异。中医证候学研究的主要任务有两个：一是深入探讨证候发生的生物学本质，探讨证候与某些疾病的病变实质及客观指标异常所存在的广泛的内在联系和相关性，以便促进证的规范化、客观化研究，从而使研究进入更深的层次；二是系统观察在某些疾病不同阶段的证候组群的表现特征及分布规律，深入分析体质差异及环境、气候、情绪等疾病本身之外的众多因素对证候发生的影响，最大限度地排除患者因年龄、性别、职业、文化程度等不同所导致的对主观症状感知和表述的差异，逐渐总结出不同疾病不同临床证型和证候学范围，从而为正确的辨证分型提供证候学依据。

（四）确立中医治法学范围

中医治法学研究的任务主要有以下三个方面。

第一是对传统治法的学习与研究。中医治法学的诞生始于《内经》，之后历朝历代医家不断创立新的治法，大大丰富了中医治法学内涵，这些传统的治法今天仍具有现实的指导意义，如平肝潜阳法之于高血压，益气生津法之于糖尿病，清热利湿法之于肝炎等仍为临床所常用，认真学习、深入研究这些治法的疗效体现和作用机理是基地建设重要的学术任务之一。

第二是认真总结近年来各地在相关疾病临床研究中不断创立的新的治法。近年来，随着中西医结合研究的不断深入，各地根据现代医学疾病发生发展的规律，结合临床实际，创立了许多新的治法并应用于临床，这些治法既符合中医理论，又对病变实质具有较强的针对性。应对这些治法进行深入研究、反复印证，使之成为传统治法学的有益补充。

第三是在不断总结实践经验的基础上，创立新的治法。根据相关疾病的病变规律和特点，不断创立新的中医治法是基地中医临床研究的关键一环，如对高脂血症建立化浊祛脂法，对高血压病建立平肝降压法，对糖尿病建立益气降糖法，对肝纤维化建立通络化纤法，对肝性脑病血氨升高建立泻下祛氨法，对溃疡病建立护胃愈疡法等等，这些治法目标明确，针对性强，既符合中医理论，又贴近临床实际，对于提高"病""证"疗效，完善丰富这些疾病的诊疗理论和方法，都具有十分重要的学术理论意义与实用价值。

另外,应针对相关疾病积极搜集总结针灸、推拿及药浴等独特的中医疗法,推广中医适宜技术,发挥好中医简便廉验的独特优势。

(五)开展临床方药应用研究

处方用药是临床诊疗的最终落足点,直接关系到疗效优劣和治疗成败,坚持正确的组方原则、把握好科学处方的技术细节是保证疗效获取的关键。

方药学研究的主要任务有三个,即学习经方、印证验方、创立新方。

第一是经方的学习与研究。许多经方至今仍广泛应用于临床并常可获得满意的疗效,深入研究这些传世经方在配伍方面的特色与规律,认识和阐明其治疗基地建设所针对的相关西医疾病的疗效原理,认识其局限性,为各疾病最终方药的选择和确定提供理论依据。

第二是对经验方药的研究。多年来,广大临床工作者在总结中医治疗西医疾病实践经验的基础上创立了许多经验方,这些经验方既符合君臣佐使的配伍原则,又融进了现代科学理念,常可取得较好的疗效,具有强大的生命力,中医临床研究基地建设应将经验方药特别是民间验方的挖掘搜集作为重要的学术任务,应对相关的经验方药进行深入细致的分析研究,反复印证,由分散而集中,发现其规律,使经验方药趋于规范与完善,逐步实现从经验用药到规范用药的过渡。

第三是加强对单味药的研究。对中药单味药不仅要熟悉其性味、归经、功效、主治等,还要充分运用现代医学科学技术与方法进行药理学、毒理学研究,在阐明其作用机理、认识其疗效特点的同时提供方法学启示,如五味子降酶成分不溶于水,用于降酶则不宜入煎剂等,从而保证临床用药的有效性和安全性。

此外,应深入开展多剂型、多途径给药研究,在总结大量临床经验的基础上,研制更多更有效的中药新药,以方便病人,克服汤剂量效关系不确定、治疗依从性受限等不足,为多途径用药创造条件。

(六)建立起中医药对症治疗框架

临床重大疾病病程较长,治疗难度较大,患者常因生理、病理及心理变化而出现许多复杂症状与体征,有些症状与病因甚至并无直接的相关性,因此,有时病因解除了,症状却依然存在,患者深受其苦,解除这些症状,减轻患者痛苦和心理负担,改善其生活质量就成为临床治疗的重要环节。

对各基地承担的相关疾病的治疗,现代医学多强调病因治疗如抗病毒治疗等，尚未建立适宜的对症治疗框架，而中医药正好可以发挥这方面的作用和优势，因为，中医药独特的辨证论治模式针对的是"证"，其疗效优势也首先是体现在改善和消除症状与体征方面。

建立相关疾病的中医药对症治疗框架，首先对每一常见症状发生的性质、程度、久暂、部位、病机规律等进行综合分析，然后确立相应的治法学范围和相对固定的方药，形成合乎临床规律和辨证论治原则的对症治疗框架。如肝病胁痛一症，胀痛多因之于气滞可用疏肝行气法，选柴胡疏肝散；隐痛常因之于肝肾阴虚，则多用滋肾柔肝法，选归芍地黄汤等；其他如腹胀、食少、失眠、眩晕、口渴、水肿等均可依此类推，这样有证、有法、有方、有药，相对固定，兼顾灵活，针对性强，可先治主症，再治次症，后治兼症，也可数症并治，数方并用，皆因临床需要而定，既便于学习、掌握，更便于推介。

中医对症治疗与西医学病因治疗各有侧重，将二者有机结合起来，才有可能达到医患共同期盼的主观症状与异常客观指标的同步改善，从而实现综合的疗效目标，提高中医的贡献度。

三、架构中西医联合的桥梁

中西医学作为人类防病治病的智慧结晶，既有各自的优势与特色，又有各自的局限与不足，进行中西医理论互融与实践渗透，进行方法的互补与借鉴就成为势所必须，这既是我国医学科学发展的必然要求，也是临床诊疗的客观需要。我国几十年中西医联合的实践证明，联合胜于单用，互补胜于竞争。中医临床研究基地建设以西医重大疾病为针对目标，将中医理论与方法运用于这些疾病的防治之中，这本身其实也是在拓展中医自身学术研究领域的同时架构中西医联合的桥梁，这也是实现基地建设既定目标的重要保证。

中医诊疗和学术研究的目的不是要取代降压、降糖、降脂、抗病毒、化疗、透析等西医治疗方法，而是要找准中医在这些相关疾病防治中的恰当位置，把握好中医诊疗的阶段性规律和适宜介入的关键节点，真正发挥好中医治疗、辅助、善后等不同作用，发挥好中医灵活辨证、宏观调控及个体化诊疗等特色优势，做到中西医取长补短、优势互补，从而丰富这些疾病的治疗学内容。

中医学术研究要根据相关西医疾病发生学规律，深入挖掘中医治疗这些疾病的理论基础和实践依据，这一体系既不能否认中西医思维方式和诊疗模式的差异，又要充分认识中西医在科学本质上的趋同性和方法学上的互补性，从而构筑起学术沟通的渠道。

　　要在基地建设相关疾病的诊疗中建立起在保证中医主体地位前提下的中西医双重诊疗体系和临床路径,既有西医病的诊断,又有中医证的分析,在治疗上既针对病,又治疗证,一病双诊双治,病证结合,在治疗方法上,切实做到能中不西、可中可西或中西并用,一切以提高临床疗效、改善疾病预后为唯一宗旨,在这一过程中不断使中医学真正成为开放的学术体系,从而促进中医和中西医结合学术的发展。

中医学术研究的方法学核心和三大路径

著名哲学家、思想家冯友兰先生曾对哲学研究提出"打通古今,横穿中西"的主张,并将其视为促进学术发展的核心方法和关键路径。反观今日之中医学术研究现状,我们更感到这一主张对中医学术而言则尤为适用。只有"打通古今,横穿中西",我们才能打破中医学术研究领域当前普遍存在的古今思想阻隔、中西学术对立、理论与实践严重脱节的局面和困境,也才能真正扫除中医学术发展的理论与方法学障碍。贯通古今为纵,融汇中西为横,纵横交汇,穿越时空,舍此二途而所谓中医理论与方法学创新则不过是空中楼阁。

"打通古今,横穿中西"对中医学术研究而言就是通过架构古今汇通的桥梁、中西融合的桥梁及理论与实践过渡的桥梁三大路径,解除当前中医学术研究的众多理论困扰和方法学瓶颈,真正打破古今二元对立和中西二元对立模式,从而促进中医学术的持续发展。这不仅需要我们穿越时空的胆略与胸襟,更需要我们学贯中西的识见与智慧。

一、架构古今医理汇通的桥梁

架构古今汇通的桥梁是中医学术研究的重要路径之一,这主要是基于以下几个方面的原因。

其一,中医学术诞生年代过于久远,如果以建构中医学理论框架和临床体系的《黄帝内经》《伤寒杂病论》《神农本草经》等经典著作问世为起始,距今已有一千八百多年的历史,今天这些经典著作仍然作为中医学术研究的理论依据和准绳。由于当前的社会和自然科学环境都已发生了巨大的变化,因此中医学一方面必须继续遵循古老经典的要义,一方面又不得不接受现代医学的冲击和影响,从而形成巨大的学术反差。而今天中医学术生存和发展的真正意义是为当代社会服务，为现代疾病防治服务，从而发挥和体现中医学的当代价值。要实现这样的目标，没有古今医理的沟通和理论的衔接，是难以想象的。

其二，中医学术研究断代现象严重，在《内经》《伤寒论》等中医经典著作问世之后的一千多年漫长的历史进程中，中医学有了巨大的发展，如临床学科框架的形成、临床体系的建构与完善、临床诊疗学内容的充实与丰富，特别是金元四大家及其学说和明清温病学派的建立等，都成为中医学发展史上的里程碑。正是历朝历代的学术发展才形成了中医学完整系统的理论和临床体系。但是长期以来，学术界对这些经典著作形成之后漫长的中医学术发展历史和学术成就却少有关注甚至忽略了，中医学术发展的连续性被打断了，使古今中医理论和实践失去了自然的衔接与过渡，出现时代空白和断裂现象，由此加深了古今学术思想和理念的隔阂。

其三，中医经典义理深奥，语境古老，文字艰涩，给后世学习和传承带来很大困难。后世医家对经典著作的注解、释疑、补遗等无不是见仁见智，众说纷纭，莫衷一是，甚至同一经文却会派生出两种以上完全相悖的观点和阐释来，究竟古人所思为何，所言又为何，往往使人难得要领。有些解读不过是揣度和推测而已，有的甚至违背原意。直到今天仍有人撰文批评历代《伤寒论》注释多半是误读仲景，断言温病学家架空仲景；更有著述认为中医所谓"邪正斗争"之说是误读经典的结果等等。可见中医经典意高难问，准确把握其理论要义并形成共识确非易事，而这也恰恰是中医学术研究的最大障碍之一。

架构古今医理汇通的桥梁，从整体理念和方法上主要应当从以下几个方面入手。

其一，我们应该将中医学置于其诞生的历史背景下进行认识和解读，既要认识其学术特色和优势，也要认识其缺陷与不足，我们要用穿越时空的视野和目光，对中医学的理论和临床体系进行完整、系统、准确的认知、领悟、解读和诠释，引领古老的中医学穿越时间的隧道，与现代社会、现代文明、现代科学进行沟通和对接。我们一定要充满古今医理汇通的理论自信，古往今来，人生于天地自然之间，四时之内，生命和健康的本质原本是一致的，现代人遇到的一些主要的健康问题和绝大部分疾病都是在古代就发生过的。因此，古人在实践中总结提炼而形成的经典理论今天仍然是适用的，也是完全可以与当代沟通并为当代人服务的。

与此同时，我们也应该认识到由于受历史条件的限制，传统中医学在适应当代社会的健康需求方面还存在着一定的时代局限性，传统中医理论也要与时俱进，也需要不断完善与发展，这就需要不断注入新的时代信息，同时进行古今医理的沟通与衔接，才能适应时代的需求。

其二，我们要特别关注中医学术发展的连续性，认真梳理中医学发展的历史脉络，我们既要重视经典著作所建立的中医理论框架，也要重视历朝历代的学术创新、重视历代医学家的理论建树和经验积累，因为正是这漫长的中医学术发展进程印证、补充、完善了中医理论和实践，成为我们今天进行古今医理沟通和衔接的纽带。在中医学术研究中我们要坚决反对割断历史、无视发展的错误倾向。我们要用发展的眼光认识和看待中医，我们既要勤求古训，也要融汇新知，更要把握好中医学术发展的基本规律，唯有如此，才能引领中医学术快速并持续发展。

其三，大道至简，正如《周易·系辞》所言："易则易知，简则易从，易知则有亲，易从则有功……易简则天下之理得矣。"这句话是在极力推崇和提倡凡事凡学皆宜简易为之，中医学术研究尤应如此。要使中医学实现至简至易的目标，我们需解决好两个层面的问题。第一，凝练主题，化繁为简。中医学诞生年代久远，典籍浩如烟海，我们在赞叹中医学博大精深的同时，也深切地感受到其科学主题不够凝练，有时一个简单的科学命题，往往会被层层叠叠的各种学说理论或论述所包绕，甚至演绎出互相对立的观点，使人难得要领。我们要对中医学和相关科学主题内容系统梳理、高度提炼、去伪存真、去虚留实、集中目标、直入主题，以保证中医学准确、真实、简洁、实用。中医学术研究的一个重要任务就是删繁就简而不是添枝加叶，要坚决反对故弄玄虚，把本来简单的医理复杂化、神秘化的错误倾向。第二，通俗解读，变深为浅。有人曾提出"中医现代化就是要让中医讲现代的话"，这一提法并非全无道理。我们要将古老抽象的中医理论简明化、通俗化，在对中医经典著作准确解读的基础上，用通俗简明的现代语言进行准确的表述，最终实现中医名词术语当代化，使中医的医理精髓易学易知，易于掌握，便于推广，从而更好地融入现代中医人心中，并成为指导中医学术研究的理论和方法学武器。

二、架构中西医理论衔接和实践渗透的桥梁

进行中医学术研究为什么还要强调中西医学的互融和渗透呢？这主要是基于以下几个方面的原因。

其一，中西医学的互融和渗透是两种医学体系在同一块土地上汇聚所做出的必然选择，中西医学针对着疾病防控的共同目标，承担着维系健康的共同使命,因此,在其运行和发展的过程中绝不会永远各行其道而必定会发生对接和交融,而这种对接和交融也正是中医学术发展特别是理论和方法学创新的客观需求,没有这种对接和交融,没有对现代医学理论和方法的吸纳与借鉴,中医理论和方法学创新就将无从谈起。

其二,当前中医面对的治疗目标已经由传统的中医病证全面转换到现代医学疾病,我们天天在用中医理论与方法治疗西医的疾病,对疗效目标也不再单纯追求"证"的减轻或消失,而同时还要求达到西医"病"及其客观指标的改善或恢复,中医学的贡献度主要也还是体现在对现代医学疾病的防治水平上。而传统中医理论并没有为西医疾病的防治准备好现成的答案,因此这一过程离开了西医理念的融入和方法借鉴,离开了中西医理论的衔接和实践渗透,使中医完全独立于现代医学之外是不现实也是行不通的。

其三,长期以来,中医学术研究一直受到"中西医不可通约"论的思想束缚,一些理论工作者从纯概念的角度想当然地夸大中西医的本质区别和学术差异,不恰当地分离中西医的学术亲缘关系,人为地挖掘中西医学术对立的鸿沟。这不但成为中西医结合的思想障碍,也极大地禁锢了中医学术研究的创新性思维。

架构中西医理论衔接和实践渗透的桥梁,我们要重点关注以下几个方面的问题。

其一,从总体而言,我们应在世界医学科学发展的大视野下开展中西医学的对比性研究,全面、深刻和真切地认识和了解中西医学的科学本质和方法学异同,认识各自的优势和不足。"知己知彼,方能百战不殆",对于中医学术研究而言,有时可能更需要知晓、熟悉甚至掌握现代医学的基本常识,只有如此,才能对中医学进行清醒的自我观照,从而为中医学的理论突破与方法学创新找到切入点和突破口。我们要坚决反对在中西医比较研究中以偏概全甚至以中医之长比西医之短的对比方法。在中西医对比研究中,我们既不能妄自菲薄,更不能故步自封,既要充满自信,又要严谨理性。

其二,冲破"中西医不可通约"论的思想束缚。长期以来,"中西医不可通约"的理念在很多人心中根深蒂固,一些人进行中医学术研究的主旨似乎就是寻找中西医的差异甚至对立。我们架构中西医融合的桥梁,首先就要冲破"中西医不可通约"论的思想束缚。我们要从以下两个层面展开。第一,从生命和健康本质的层面认识中西医在科学实质上的趋同性。中西医对生命的关注首先从人体开始,都认为人体是自然的、真实的,由脏腑、器官和组织构成,不同脏器和组织具有不同的生理功能；男女从幼及长及老的不同的生命过程各有其不同的生理变化特点；影响人健康和寿命的受之于父母的先天因素中医称之为"禀赋"，西医称之为"基因"；后天因素主要有自然环境影响、生活方式影响及疾病影响，中西医都强调调适环境，趋利避害；建立良好的生活方式中医称之为"养生"，主张"法于阴阳，和于术数，食饮有节，起居有常，精神内守，不妄作劳"，西医称之为"保健"，强调顺应气候环境变化、饮食合理、生活规律、精神乐观、心态平和、劳逸适度，中西医在原则上和方法上都是几近相同的；作为人文关爱的行医之魂，西医信守希波克拉底誓言，中医崇尚孙思邈《大医精诚》，二者的精神实质完全一致；中西医都认为疾病预防的意义远大于治疗，中医倡导的"治未病"的预防理念与西医预防医学，特别是中医无病先防、病后防变、愈后防复与西医的三级预防如出一辙；对疾病病因，中医创立的三因学说特别是瘟疫学所论之"杂气""疫毒"等传染性致病因子与西医病因学在总体上也有诸多的契合之处；中医病机传变与西医疾病的转归都存在阶段性发展的规律；中医辨证依靠证候群，西医诊断则以症状与体征为重要依据；在诊法上，中医望闻问切与西医望触叩听更可谓异曲同工；在治疗上，中医既强调整体观，也重视局部治疗，西医既关注具体病变，也重视全身治疗如免疫方法、支持疗法及生物疗法等等；中医强调"同病异治，异病同治"，西医对同一疾病也往往会因阶段不同、程度不同、表现不同而采取不同的治疗手段和方法，这一点中西医学也是大致相同的。正是这些中西医对生命本质认识的趋同性，才使中西医理论衔接成为可能。这也才是今天用中医理论和方法治疗西医疾病仍然适用的真正原因。第二，拨开中西医学方法学差异的迷雾。长期以来，学术界很多人从纯哲学概念的视角界定中医学为系统论、西医学为还原论，提出"中医学是以综合(系统)性方法研究人的形上(原形)属性的科学体系，西医学是以分析(还原)性方法研究人的形下(原质)属性的科学体系"，有人指出西医学解除病因，是对抗性治疗，中医是调整阴阳平衡，是"和"医学；甚至有人认为中医针对的是"人"，西医针对的是"病"，是"目不识人""目无完人"。这些观点当然是片面的甚至是错误的。首先，对生命和疾病而言，中西医关注的核心都是从人体(原质)开始的，所谓原形和原质是难以截然分开的，系统论和还原论也难以绝对划分。中医和西医都是因为疾病才诞生的，针对的都是具体疾病，疾病发生于人体，疾病和人体就更不能截然分开，中西医都首先是解除病因和对抗疾病的，只不过西医的病因是细菌、病毒，中医的病因是"六淫"和"疫毒"；病解除了人才能安和，如果不是针对具体的病，只针对整体的人，恐怕连治疗都无从下手；认为西医"只认病、不识人"就更片面,以西医住院病人为例,即使是一个阑尾炎患者也要进行全身查体,各系统无论有无阳性体征,均作一一记录,充分顾及全身状况,并作为手术适应症的重要条件,身体虚弱者还要先进行支持疗法,必等全身状况好转后才能择机手术,这怎么是"目不识人""目无全人"呢?至于梁漱溟先生说的"中医囫囵着看,西医打开了看"就更非如此,中医也是要打开胸腔、腹腔看的,两千年前《内经》里就有详尽的解剖学记载,内脏器官所见与西医解剖学是大致相同的,宋《欧希范五脏图》及《存真图》等解剖学著作所描述的人体解剖都是基本正确的。直到清朝王清任还在对抛弃的婴孩遗体进行解剖,以纠正前人之误并著成《医林改错》。中医藏象学理论中之脏腑器官在概念和范围上虽与西医内脏器官并不完全相同,但解剖所见的脏腑存在是在藏象理论之前的,是藏象学理论的物质基础。

退一步说,即使上述这些界定和评判都果真如是,也总属认识和方法学范畴,系统论也好,还原论也罢,都不过是形式上的差异,相对于生命本质的本质认识和健康维系的基本宗旨而言,这些都只不过是细枝末节而已,取决中西医能否通约的主要因素在于二者对生命本质的认识而非方法学差异。而正是这些方法学差异,才为我们进行中西医方法学互补研究提供了巨大的空间。

其三,探寻和明确具体的中医病证与西医疾病之间的关系。中医病证与西医疾病之间的关系是中西医理论衔接的基础和落足点。中医学作为致用之学,学术研究的最终目的主要还是要落实到提高诊疗水平和临床疗效上来,因此就必须真正厘清中医病证与西医疾病之间的关系,为用中医理论和方法治疗西医疾病提供理论基础和实践依据。

在中医病证和西医疾病关系的研究中,我们至少可以发现三种关系,即广泛的对应性,如鼓胀与肝硬化腹水;密切的相关性,如黄疸与肝炎、肝癌、胆石症、胰腺肿瘤;一定的背离性,即有病而无证,如高脂血症、高血压等可无任何表现,有证而无病,如食少、乏力、失眠等检查可能完全正常等。另外,临床上还存在中医某一"证"可发生于多种西医疾病之中,西医某一疾病也可有多种中医证的表现的交叉现象。明确这三种关系,才能使诊断更为明确,使治疗更为安全有效,或从证治,或从病治,或从病证结合,进行正确取舍,从而实现理想的疗效目标。

其四,进行中药性味功效与现代药理学、药效学及毒理学互补性研究。中药是疾病治疗的武器,传统中药应用以性味功效为依据,安全性操控则依据对中药毒性的传统认识,在组方时还要遵守"十八反""十九畏"等配伍禁忌,这当然是完全正确的,但是今天面对西医疾病防治,仅有这些是远远不够的,我们还要熟悉每一味中药的现代药理学结论,并将其作为中药性味功效的有益补充,在不违背辨证论治原则的前提下,适当选用具有某些药效作用的中药,以适应西医疾病某一环节治疗的需要,这既能收到较好的整体疗效,又能对具体的病变实质有较强的针对性,也使中药的适应范围更为广泛。因为传统中药毒性与现代毒理学结论是两个不同层面的问题,临床用药既要关注传统中药毒性,更要避免应用毒理学证实具有脏器毒性的中药,以作为"十八反""十九畏"配伍禁忌的补充,以切实提高临床用药的安全性。

三、架构理论与实践过渡的桥梁

医疗实践是中医理论形成的渊源和根基,也是印证和检验理论正确与否的标尺,二者原本是相辅相成、密不可分的,但是,长期以来中医理论与临床实践之间普遍存在着严重的分离和脱节现象,理论是一套,实践是另一套,理论实践"两张皮",这对于中医学术发展当然是不利的。

导致中医理论与临床实践脱节的原因主要有三个方面。

其一,中医理论在形成的过程中,除以实践为依据外还借用了大量中国传统的自然哲学,如阴阳五行学说、气一元论、整体观、取象比类等,这就形成了亦虚亦实的中医理论学说,存在概念抽象模糊、缺乏清晰度等不足,而中医学毕竟是致用之学,疾病防治具体而真实,需要解决的问题非常实际,这就使理论与临床实践之间的对应性难免发生偏差,使二者发生脱节。

其二,近年来,中医学术研究和科普宣介呈现出过度哲学化、人文化倾向,甚至形成一股独立于中医学术之外的中医评价宣介思潮,称之为"中医评介学"似乎亦不为过。这些评价将中医学冠之以"和医学""象思维""整体论""时空观"等种种哲学称谓,只论"道",不言"术",有的甚至提出"识道为上,识病为下",脱离临床实际,远离疾病细节,无形中冲淡了中医的科学主题,使人们无所适从,造成理论与实践的进一步分离与脱节。

其三,中医理论针对的目标原本是中医病证,而今天中医临床面对的却主要是西医疾病的防治任务,使理论与实践的对应性受到更大限制,二者也就更容易发生分离和脱节现象。

架构理论与实践过渡的桥梁,我们在学术理念和方法上应重点关注如下几个方面的问题。

其一，我们要在中医学术研究中牢固树立细节构成中医，细节决定成败的学术理念。中医学是为疾病防治而诞生的，疾病本身和诊疗过程都是由无数真实的细节构成的，以病而言，如内科之风痨鼓膈、外科之疮疡疔毒、骨科之跌打损伤、妇科之经带胎产诸疾、儿科之疹痘惊疳等等诸病；而每一病又皆有具体之证，治疗则施以具体之法、组以具体之方、选以具体之药，用药需掌握具体用量，煎药需按具体方法，服药需遵守具体时间，更有具体的注意事项；针推整复则需选用具体手法，中药炮制要掌握具体火候等等。只有把握好临床的每一个细节，才会收到好的疗效，成败都决定于细节之中。因此中医学术研究就是要更多地关注细节、研究细节、把握细节，辨准病、辨对证、立准法、组对方、选准药，还要建立恰当疗程、规定适宜剂量、确定调方指征、规定停药标准等等，理论与实践的连接也正体现在这些临床细节之中。

其二，中医学术研究也要适当引入循证医学和转化医学的理念。长期以来，中医学强调突出个体化诊疗特色，具有浓厚的经验医学色彩，由于个体经验和临床结果缺乏高级别循证医学证据，临床获得的结论往往难以令人信服。我们要更多地采用循证医学的方法和手段，验证和评价中医临床疗效，逐步完成从经验到循证的转化，挖掘和发现更多的普适规律，总结出有价值的临床结论，形成经得起重复适宜推广应用的学术规范标准和相对统一的理论核心，使理论与实践的对应更加紧密，从而提高理论对实践的指导和引领作用。

其三，中医学术研究坚持求实求真，淡化人文色彩，凝练科学主题。我们一定要明确理论和临床除了互相切合的关系之外，还有一种递进的辩证关系，理论是指导临床的，反过来临床又可验证理论的真伪正误，因此，中医学术研究要紧密联系临床实际，切忌脱离临床、闭门造车和无视实践、纸上谈兵；要坚决反对凭空臆造、演绎脱离临床实际的玄虚学说和空头理论。因为理论如果不能指导临床实践，也就失去了存在的意义。

结语

如上所述，中医学术研究之所以要打通古今、横穿中西就是因为中医药要为现代社会、现代人服务；就是因为中医药要应对西医疾病的防治任务，这是势所必为之事，也是中医学术发展的必由之路。在这一伟大的科学进程中必将诞生更多真正的理论家、思想家、临床家和教育家，从而为中医学术的持续发展储备永不衰竭的思想源泉。

消弭国人对中西医的误解与偏见

中国科学家屠呦呦获 2015 年诺贝尔生理学或医学奖既是我国医学界的巨大荣耀,也给了我们许多重要的启示。首先这是对中医科学属性的进一步确认,也是对中西医互融对接、互相借鉴的充分肯定,更再一次提示真实具体的科学细节是构成中医学的最重要的组成部分, 而这些启示对我们重新审视中西医学的一些基本问题并做出准确的认知与阐释,都具有极其重要的意义。

长期以来,学术界和国人对中西医学的科学实质、本质特征特别是中西医之间的关系等许多基本问题普遍存在众多的认识误区与视角偏差,从而加深了中西医之间的思想隔阂,阻碍了中医学术创新和中西医结合的开展,此次屠呦呦获奖竟然会引发"中西医究竟谁该加冕"的争论及各种不同声音就是一个很好的例证。我们确实应该对中西医学的一些基本问题进行重新审视,纠正和克服这一领域的认识偏差,真正架构起中西医互融对接的桥梁,从而促进我国医学科学的繁荣与发展。当前,学术界和国人对中西医学的一些误区与偏见主要反映在以下几个方面。

一、中医是"和"医学,西医是对抗医学

学术界和国人持这一观点者甚众。

有人认为中医是中华"和"文化孕育的"和"医学,中医和西医最根本的区别也在于中医是"和人"之道,西医是"斗病"之学。有人提出:中医不是直接治病的, 中医和于人而病自治……所以中医不只是治病的医学, 而是和人的医道。而西医学是对抗病因、病理,清除病灶的对抗医学。一句话,中医是调和人体的,西医是对抗疾病的,二者有着本质的不同,这种观点当然是片面的和错

误的。

其实,中西医学都是因疾病防治需要而诞生的,可以说没有疾病就不会有医学,中西医学皆然。对抗疾病是中西医学共同的任务,如果说人体的健康和谐是中西医学追求的共同目标,而对抗疾病就是达到这一目标的共同的方法和手段。在这一过程中,中医也是要首先对抗和治疗疾病的,只不过西医对抗的是细菌、病毒,中医对抗的则是六淫、疫毒而已。中医常用的"汗吐下"三法、攻逐水饮、破血逐瘀、峻下泄热、清瘟解毒及古典医籍中记载的截趾术、痔切除术、食管异物剔除术等等,哪一法不是对抗之法,哪一术不是斗病之术? 反之,如果说调和人体的平衡协调是手段和方法,中医调理阴阳以使阴平阳秘,调和机体以使形神合一,最终达到人体健康和谐的目的;而在这一过程中,西医也是处处讲"和"的,营养医学强调饮食合理、科学搭配、营养均衡,精神卫生提倡情绪稳定、乐观平和,运动医学主张科学锻炼、避免劳损,西医之调节心律、稳定血压、调节改善胃肠动力、补血补液、补充蛋白及维持水电介质平衡等治疗,哪一种理念不是平衡协调,哪一种方法又不是补偏救弊,调和全身呢?

人体因疾病而失和,对抗疾病和调整机体都是重要的治疗措施,祛除疾病是为了使人体恢复协调健康的常态,而调整机体状态、增强机体抗病能力则有利于疾病的祛除,二者是相辅相成的,中西医都会根据疾病的不同阶段、不同环节的实际需要采取对抗疾病和调和人体的不同措施与方法以适其所需, 怎么能将对抗和调和截然分开呢?

可见,中西医原本都是斗病之学,亦皆为和人之道,何别之有?

二、中医是形而上之"道",西医是形而下之"术"

中医学术界和哲学界许多人秉持此念。

有人提出"中医是形而上之医道,而非形而下之医术",有人论断"中华医道与中华文化是求本索源,西医学包括西方哲学是舍本逐末",更有学者认为"中医乃生命空时动变之道,而不是人体结构功能之学"。这些论述认为中医医道博大精深,含容时空,而西医学不过是人体结构功能之学、治病之术,甚至有人提出"识道为上,识病为下",总之,中医之道是高于西医之术的,二者是不在一个层次的。这种将道术分离、中西别论、重道轻术的观点,当然是片面的和错误的。

从概念和内涵而言,医道有两个所指。一指医学之道,医学之道谓之术,即指治病的本领,王勃《黄帝八十一难经·序》云:"授黄公之术,洞明医道。"二指医者之道,医者之道谓之德,指济世救民之心、谨慎负责之品质、毕生钻研之精神。而在这两个方面,中西医学表现出了高度的一致性。

首先,中西医作为医学科学和防病治病技术,均为致用之学,都是源于实践又用于实践的,也都不可能完全脱离人体结构功能之学,也都是要研究疾病规律、探索疾病防治之术、不断提高治疗本领的。西医之望触叩听四诊是术,药物治疗是术,手术也是术;中医望闻问切四诊是术,辨证诊治是术,理法方药是术,针灸推拿、手法整复更是术。无论中西,作为医学之道的医术都是真实具体的,也是医学所必须具备的。术是从医实践的根基所在,没有具体可行的术,医道也就成为空话,在这一点上,中西医学本没有什么根本区别。

其次,除技术层面之外,因为人是具有社会属性的,健康与否、疾病的转归与预后都与社会人文环境和精神心理因素密切相关,因此,医学与其他自然科学有着本质的不同,除追求自然的真知和理性之外,还追求人文关怀,也就是医道的第二层含义,即医者之道。医者之道谓之德,包括济世救民、认真负责、刻苦钻研等医者必须具备的仁爱理念和实事求是的科学精神,而在这一方面,西医学的开创祖师希波克拉底所写的《希波克拉底誓言》对医者医德的要求与我国唐代著名医学家孙思邈在《大医精诚》中的关于医德的论述主张是完全一致的,都强调医者不仅要有精湛的医术,更要有悲悯世人的人文情怀。在中医学发展的历史上,历代医家都是秉持仁爱理念的典范,而西医学界的一些著名医学家也都树立了光辉的榜样,如特鲁多医生的"有时是治愈,经常去帮助,总是去安慰"的名言就是对医者之道的最好诠释。

综上所述,无论形而上之医道或形而下之医术,中西医学原本并无区别,怎么能将道术分离、中西别论呢?

三、中医治患病的人,西医治人患的病

这一观念是某些人对中西医进行对比和区别时最为常用的一句口头禅,而国人普遍从之。

有学者对此做解释说:"西医看人生的病,就要知道生的是什么病,病原体是细菌还是病毒,并由此而决定用抗生素还是用抗病毒药物治疗,如果病人之病相同,则治法亦同,是'只识病,不识人';而中医看的是生病的人,不同的人即使得相同的病,治法也未必相同,还要根据患者的个体状态及其反应以及疾病的不同阶段,因时、因地、因人而制定相应的治疗方法。"

用这段论述解释"中医治患病的人，西医治人患的病"这一话题显然是片面的和错误的。这段话首先讲的是西医强调的病因治疗，看起来虽然针对细菌、病毒等相同病因时治疗原则是相同的，但是在临床上也还需要根据病人的自身机体状况及病情程度而做出不同的治疗选择，如对一个肝脓疡患者的治疗就应根据不同阶段、不同程度、不同的全身状况而分别采取抗生素治疗、全身支持疗法及手术治疗包括穿刺引流、切开引流及切肝手术等不同治疗方法，这与中医"同病异治"的原则是大致相同的，而绝非所谓"只识病，不识人"。

其次，这段话提到中医治疗相同的病，治法也未必相同，即中医是在治生病的人，其实，中医强调辨证论治，强调有是证、用是药，是针对证的，疾病发生在不同的人身上，因阶段、轻重不同和体质差异，往往表现为不同的证，中医治疗是针对这些不同的证的，所以采取不同治法，这也是在"同病异治"。

中医治病还有一个原则即"异病同治"，是指不同疾病在发展过程中表现为相同的病机和证候，中医则往往采取相同的治法，如脱肛、子宫脱垂等不同疾病病机均为中气下陷，则均可采用益气升陷法，补中益气法是其代表方剂。西医很多不同的疾病都可能引起贫血、低蛋白血症、水电介质等乱象，而治疗有时则采用相同的纠正贫血、补充蛋白及纠正水电介质紊乱等全身支持疗法，体现的原则也是"异病同治"。

由上述可见，中西医首先针对的都是具体的病证，疾病发生于人体，"病"和"人"是不能截然分开的，疾病解除了，人才能恢复健康，而机体强壮了，才有利于疾病解除，因此，中西医都是既针对疾病，又调节人体的。

人的健康与疾病是矛盾的两个反面，没有疾病也就无所谓健康，人类的医学实践过程是从有了病开始的，有了人类而没有疾病就没有医学，怎么能将人和疾病截然分开呢？倒是古代西方医学的奠基人希波克拉底最早提出医生不仅是"治病"，而应"治病人"，他既重视药物治疗，也注意饮食疗法。

对同一疾病，中西医可能方法不同，但目标是一致的，都是首先针对疾病，二者何别之有？如果中医果真只治生病的人，治疗又该从何处入手呢？

四、中医治未病，西医治已病

经云："圣人不治已病治未病。"原本强调的是中医学的预防为主的科学理念，近年来这一理念被不断拓而展之，扩而大之，成为学术界和国人最为热门的话题，久而久之，逐渐使人们形成了"中医治未病，西医治已病"的思维定式，有人认为中医学的宗旨就是治未病,是未渴而穿井,未斗而铸锥,反对在已病的行列与西医一较高下,有人甚至提出:"我们学习中医是就为了治未病,不是有疾病以后才找中医。"

这当然是对中医"治未病"的曲解与误解。

其实,"治未病"是中医预防为主的宏观理念,这一理念当然是完全正确的,我国于 16 世纪或更早些时候就已发明了人痘接种法,用来预防天花,是人工免疫法的先驱,是中医"治未病"的范例,中医"未病先防,已病防变,病后防复"的一贯主张反映了中医学科学思想的光辉。但是,我们也应该看到,从预防医学角度而言,治未病并非中医的专利,西医也是要治未病的,西医之预防医学就是防止疾病发生,控制疾病发展,尽可能维护和恢复机体功能,最终维护和促进个体和人群健康的医学学科。其病因预防、临床前期预防和临床预防的三级预防理念和措施与中医"未病先防,已病防变,病后防复"治未病的科学内涵异曲同工,如出一辙。特别是西医疫苗接种的广泛应用已使许多传染病得到有效预防与控制,大大降低了发病率,如由于乙肝疫苗的普及应用,我国乙肝病毒携带率已由 20 世纪的 11% 强降至目前的 7%,这应该算是效率最高、作用最确切的"治未病"吧!

可见中西医都是强调预防、重视治未病的,二者又何别之有呢?

五、中医讲整体,西医重局部

本来,说中医重视整体并不错,错的是割裂整体与局部的关系,误认为中医只重整体,不顾局部和细节;说西医重视局部和细节也没有错,错的是误认为西医只关注局部而无视整体,因此,这也就成为人们对中西医认识的重要误区和偏差。

中医强调整体观念,认为"天人合一",注重宏观调控,追求综合疗效,这一理念当然是完全正确的, 但是因为疾病在多数情况下是首先发生在身体某一部位的,疾病本身和诊疗过程都是由无数具体的细节构成的,所以仅有宏观理念是远远不够的,其实,中医更注重微观辨证,更关注局部变化,更重视把握细节。有人谓"细节构成中医,细节决定成败",诚哉斯言!中医诊疗无不从细微处入手,辨具体病、具体证,施具体法,组具体方,选具体药,针推则是选具体穴位,施具体手法,所针对的目标和靶点,所解决的问题无不从局部开始,疗效也往往从局部显现,而局部疗效正是整体疗效的基础,如果只重整体、忽视局部,可能连治疗都无从下手。

西医借助现代科学和精密仪器,从器官、组织、细胞到基因,微观认识已登峰造极,对绝大部分疾病已达到确切定位、明确定性、准确定量,诊疗目标集中、靶点具体,重视局部,具有一定的优势。但医学面对的是鲜活的生命和疾病规律,故医学不能完全用微观的、静态的、割裂的、局部的方法,而必然是自然科学和人文科学的结合,实际上,西医从来就是坚持医学整体观的,于是才有系统生物学,才有全身查体,才有鉴别诊断,才有支持疗法。

重视整体与关注局部是对医疗实践的基本要求,中西医皆然,原本并无实质区别,又何来不同呢?

六、中医治本,西医治标

"中医治本,西医治标"是众多国人心中固有的思维定式,这一观点当然也是片面的和错误的。

治病求本原本是中医治病的重要理念,这当然是正确的。但是标本是一个相对的概念,主要说明病变过程中主次矛盾的关系,如从总体而论,中医认为"人为本,病为标","正气为本,邪气为标","病因为本,证候为标";西医从疾病概念出发,认为"病因为本,疾病为标","疾病为本,症状为标"等。因而中医就有扶正祛邪,急则治其标、缓则治其本等原则,而西医则有病因治疗和对症治疗之别。因此,中西医都是既治本,又治标的,这是疾病治疗对中西医共同的要求。

如果从疾病"病因为本,症状为标"而论,随着中医治疗目标从单纯中医病证转换到西医疾病,中医辨证论治的方法对绝大部分西医疾病而言,在很多情况下恰恰是在治标的,这是因为辨证之证虽然也包含中医病因、病机、体质等众多因素,但主要反映的还是西医学之症状和体征,治法及方药也多半是针对这些疾病的症状和体征的,疗效也主要反映在止痛、消胀、退黄、退热、利尿、消肿、止咳、祛痰、平喘等症状和体征的改善上,解决的首先是"标";当然,中医治疗有时也会标本兼顾,如益气消胀、养阴止咳、健脾化痰、固肾平喘等,都是标本兼治的范例。而西医学对疾病却往往首先是解除病因,如乙型肝炎出现黄疸,中医以黄疸论治,治以利胆退黄,西医则抗乙肝病毒治疗以祛除病因,黄疸是体征为标,乙肝病毒是病因为本,这不又恰恰是中医在治标,西医在治本吗?即使对中医以人为本、以病为标的理念和认识而言,西医在很多情况下也是以调整人体为主的,如支持疗法、营养医学等皆是以人为本,调整为先的。

可见在不同语境和坐标中,对标本会有不同理解,怎么能截然断定"中医治本,西医治标"呢?

结语

学术界和国人为何会出现这些误解和偏见呢?除长期以来人们受传统文化影响而秉持的固有观念外,主要原因是近年来中医学术研究和科普宣介中将中医过度哲学化和人文化,甚至形成一种独立于中医学术体系之外的中医评价宣介思潮,大有产生"中医学"学之势。因为部分中医宣介者受自身学识的限制,既缺乏宽阔的学术视野和目光,又缺乏系统深入的中西医对比研究,难以进行清醒的自我观照,因此,这些宣介脱离临床实践,远离疾病细节,冲淡中医科学主题,以偏概全,想当然地夸大中西医的本质区别和学术差异,加大了中西医之间的隔阂,对民众形成误导,加剧了人们对中西医一些基本问题的认识误区和偏见。

下 篇
Xia Pian

中西医结合肝病研究的理论基础和实践依据

　　我国自 20 世纪 50 年代开展中医药防治肝脏疾病研究至今已走过了半个多世纪的漫长历程,而近 30 年来中西医结合肝病基础与临床研究更以其硕果纷呈而为医学界所称道,肝病领域已成为中西医结合开展得最好的领域之一。近年来,许多研究成果特别是一些有效的治法与药物已经互融并渗透于中医与西医肝病临床之中,使肝病研究者与广大患者深受其益。与此同时,我们仍然感到许多理论困惑,如中西医结合肝病研究有没有理论基础与实践依据? 用传统中医治法治疗现代医学肝脏疾病是否可行? 应遵循何种研究思路与方法? 如何选准切入点与突破口? 凡此种种,都需要我们进行深入系统的探索与研究。

一、中西医结合肝病研究的理论基础

　　主要在于探求中西医在肝病理论上的沟通与相融性,探讨中医学中"肝""肝病"等概念与现代医学之肝脏及肝脏疾病广泛的内在联系,认识其异同,以便于理清研究思路。

　　(一)解剖位置的一致性

　　中医学中的"肝"有两层含义:一为肝体,即肝脏器官本身;二为"肝用",即肝的功能活动。肝以血为体,以气为用,以阴阳来概括即"体阴而用阳"。历代医学家经过长期的医疗实践与临床观察,已经对肝的解剖位置与形态形成比较科学的认识,许多论述在今天看来仍不失其正确性。《灵枢》说:"阙……在下者肝也。"这里"阙"指的是胸廓,"在下"即指季肋部,可见古人已经认识到肝的位置在季肋部。《医贯》说:"膈膜之下有肝……肝短叶中有胆附焉。"清代王清任在《医林改错》中说道:"肝四叶……大面向上,后连于脊,肝体坚实。"滑伯仁在《十四经发挥》中说:"肝之为藏,其治在左,其藏在右胁右肾之前。"中医学还从病理学角度阐明了肝脏的解剖部位,《灵枢经》说:"肝大则通胃迫咽,迫咽则苦膈中,且胁下痛。"《医宗金鉴》也说:"肝居膈下……经常多血少气。"

对于肝脏的形态与重量,《难经·四十一难》说"肝独有两叶",《难经·四十二难》说"肝重四斤四两,左三叶,右四叶,凡七叶,主藏魂"。文中所言四斤四两,原作二斤,两者平均取之则为1600克左右,与现代解剖学所言男性肝重1450克相近。

在现代医学中,肝脏是人体最大的实质性腺体,位于腹腔上部,大部分位于右季肋部,充满膈圆顶右侧的全部空间,小部分位于上腹部和左季肋部,除在上腹部的部分外,其余均被肋骨、肋软骨所遮盖。

综上所述,中西医学关于肝的解剖位置、形态与重量的认识都是基本一致的,中西医学对肝实体的物质认识是大致相同的。

(二)生理功能的相近性

中医学将肝的生理功能归纳为主疏泄、主藏血、养筋爪、开窍于目,系统阐明了肝对周转气血、分泌排泄胆汁、辅助消化功能、调节血量和对四肢及五官的影响等;现代医学认为肝脏是维持生命必不可少的一个重要器官,其生理功能主要为分泌和排泄胆汁,参与物质代谢,解毒,造血,及对凝血机制产生影响等。如上所述,中医学对肝脏生理功能的认识如肝主疏泄与西医学肝脏对胆汁分泌、排泄和消化系统功能的影响,肝藏血与肝脏对血流量的调节等都是非常吻合的。当然中医学之"肝"在广义上还具有某些神经系统、内分泌系统、血液系统、运动系统及视觉器官功能等。上述功能虽然并不属于现代医学肝脏生理功能的范畴,但当肝脏发生某些病变时,这些系统的生理功能则往往出现相应的紊乱。以病毒性肝炎为例,不但可以出现肝脏本身及消化系统的症状与体征,还常常有神经系统症状如烦躁易怒、神经衰弱症候群,甚至肝性昏迷等;运动系统症状如周身乏力甚至肌肉酸痛;血液系统症状如鼻衄、齿衄甚至吐血、便血等;视觉器官症状则每有二目干涩、视物昏花等等。"肝开窍于目"的理论也在现代医学理论中得到了印证和体现。肝脏是维生素A的主要储存部位,体内95%的维生素A储存在肝脏,在肝内完成其摄取、转化、吸收和储存过程。肝病影响维生素A的代谢,可影响视网膜成光细胞的合成,从而出现两目干涩、视物昏花、夜视力下降等眼部证候。另据报道:将成年人肝组织移植到原肠胚腔中,能诱导双目形成。说明肝脏与眼在胚胎发生学上具有特殊亲缘关系,一定程度上为"肝开窍于目"理论提供了实验依据与理论解释。所有这些都从不同侧面证明中医学对肝生理功能的认识经过真实的生命体验和长期的实际观察，是符合临床实际的。所有这些都从不同的侧面证明"肝"与肝脏在生理功能的许多方面都是一致或十分相近的。

（三）病理变化的相关性

中医学之"肝"除具有肝气易郁、肝火易炽、肝阳易亢、肝风易动、肝阴易虚、肝血易亏等自身的病理特点之外，还易对全身脏腑气血产生重要影响，如肝郁化热常可造成肝胆湿热，使胆汁排泄不畅而引发黄疸；肝气伐脾可导致肝郁脾虚，引起腹胀、纳呆、便溏；肝气犯胃则引起呃逆、呕吐、厌食；肝血亏虚则引致二目干涩、视物昏花；肝郁气滞可致胁痛、腹胀，气滞血瘀又可引起积聚、血缕赤痕，甚或衄血等临床证候。这些现象在许多中医典籍中均有记载，如《丹溪心法》说："胁痛者肝气也，其脉沉涩。"《内经》云："肝传之脾名曰脾风，发瘅，腹中热，心烦出黄。"李冠仙说："肝气一动，即乘脾土，作痛作胀，甚则作泄……又或上犯胃土，气逆作呕，两胁胀痛。"唐宗海则说道："木郁为火，则血不和；发为怒，则血横决，吐血错经，血病诸证作焉。"以上所言之病理变化与临床表现又恰恰是现代医学许多肝脏疾病最为常见的。

中医学之肝病除肝风、肝厥与现代医学神经系统、运动系统疾病关系更为密切之外，肝郁、肝火、肝虚、肝积等与西医学之许多肝脏疾病都存在广泛的内在联系，彼此可以互为印证。《难经》论肝积时说："肝之积曰肥气，在左胁下，如覆杯，有头足，久不愈，令人咳逆、痎疟，连岁不已"；"脾之积曰痞气，在胃脘覆大如盘，久不愈，令人四肢不收发黄疸，饮食不为肌肤"。以上肝积与脾积若颠倒过来，不但恰与肝脾肿大在解剖位置上完全一致，而且症状亦极为相符，只是在描述时提法不同而已。

不仅如此，中医学在肝病病机传变规律方面提出肝病先传脾，后及肾，先及气，后及血，最后导致正气虚弱。现代医学许多肝脏疾病也往往先出现肝脏本身的症状与体征，而后相继出现消化系统、血液、内分泌系统及免疫功能失衡等一系列临床表现，二者在病变发展趋势上似乎也存在一定关联。

二、中西医结合肝病研究的实践依据

早在两千多年前，《内经》一书中就已经有了关于黄疸和鼓胀病的记载与论述，在证候表现、病因、治疗、预后及生活调养等各个方面都形成完整的认识体系，在今天看来仍具有很高的科学性和实用价值，这不仅说明肝病是十分古老的疾病,也反映了中医肝病研究的悠久历史。《金匮要略》中说道:"见肝之病,知肝传脾,当先实脾。"更充分说明了中医肝病与西医肝脏疾病虽不完全等同,但古人所论之肝病主要还是指肝实体的病变,当有肝病时,首先传脾,引起消化系统的功能紊乱,并出现相应症状如恶心、厌油、食少、腹胀、腹泻等,这与现代医学多种肝脏的发病规律是相当一致的。

（一）对证候表现的准确描述

在中医学中,黄疸是一个独立的疾病。黄疸之名首见于《素问·平人气象论》:"溺黄赤安卧者,黄疸……目黄者曰黄疸。"《灵枢·论疾诊尺篇》也说:"身痛而色微黄,齿垢黄,爪甲上黄,黄疸也。安卧,小便黄,脉小而涩者,不嗜食。"这些阐述不仅描述了肝病目黄、身黄、尿黄的主要特征,还都提到安卧、不嗜食的症状,临床所见,乏力懒动、食欲减退也正是可以出现黄疸的病毒性肝炎等疾病最为常见的症状。

鼓胀病名首见于《灵枢·水胀篇》:"岐伯曰:腹胀身皆大,大与腹胀等也,色苍黄,腹筋起,此其候也。"《肘后备急方》也说:"唯腹大,动摇水声,皮肤黑,名曰水蛊。"这些话将肝硬化腹水疾病的腹胀大、胸腹壁静脉曲张及皮色或黄或黑等主要症状进行了准确描述,是非常符合临床实际的。

（二）对病因的正确认识与描述

临床上,由不同肝炎病毒引起的病毒性肝炎等肝脏疾病是出现黄疸和鼓胀的主要原因,中医学虽然未能直观了解和认识肝炎病毒的实质,但其有关温热病和传染病的理论与实践却有着极其丰富的内涵,许多论述和记载可与现代医学互为印证,为我们进行肝病中医病因研究提供理论依据。两千多年前,《内经》中就对某些传染病的病因及发病规律有明确的认识和阐述,"五疫之至,皆相染易,无问大小,病状相似",形象地描述了传染病的发病特点。明清温热病学的兴起,更使传染病的病因学、发病学、防治学达到了新的高度。吴又可创"杂气"致病学说,他在《温疫论》一书中设专篇论及"杂气"是"乃天地间别有一种异气",瘟疫等传染性疾病正是由这种"杂气"所引起的。他阐明"杂气"作为一种特殊的传染性致病因子具备以下特征。

1. 物质性

吴又可认为"杂气"作为致病因子首先是物质性的,可采用药物制服。《温疫论》中写道"杂气……无象可见,况无声无臭,何能得睹得闻",但它确实是客观存在的物质,他肯定地指出:"夫物者气之化也,气者物之变也,气即是物,物即是气……夫物之可以制气者药物也。"

2. 致病性

《温疫论》说"至于一切杂症,无因而生者,并皆杂气所成",并指出"杂气"致病"不可以年岁四时为拘……或发于城市,或发于村落",充分提示"杂气"的致病性与致病的广泛性。

3. 传染性

吴又可明确指出:"其年疫气盛行,所患者重,最能传染,即童辈皆知其为疫。至于微疫似觉有无,盖毒气所钟有轻重也。"这里所言"疫气"与"毒气"在概念与实质上均属"杂气"范畴。

4. 致病的特异性

"杂气"致病的特异性主要体现在两个方面:一是不同的"杂气"可以导致不同物种的疾病,人类疫病和动物瘟疫不同,如《温疫论》所说:"人病而禽兽不病,究其所伤不同,因其气各异也,知其气各异,故谓之'杂'气。"二是杂气侵入人体后对某脏腑经络有特殊的亲嗜性与选择性,吴又可指出:"盖当其时,适有某气专入某脏腑经络,专发为某病,故众人之病相同,非关脏腑经络或为之征也。"

5. 潜伏性

吴又可明确指出:"瘟疫之邪,伏于膜原,如鸟栖巢,如兽藏穴,营卫所不关,药石所不及。至其发也,邪毒渐张,内侵于腑,外淫于经,营卫受伤,诸证渐显,然后可得而治之。方其浸淫之际,邪毒尚在膜原……或出表,或入里,然后可导邪而去,邪尽方愈。"这段论述明确提出传染性之瘟疫邪毒侵入人体后,可在某一部位潜伏,这一阶段往往无证可辨,无药可投,及之发病之后,诸证渐显,才能因势利导,祛邪务尽。这一过程与乙肝病毒侵入人体后的发展规律亦颇相近。

总之,"杂气"学说有关传染性疾病的理论具有很高的科学性,从这些理论中获得的启示使我们可以这样认为:"杂气"作为一种传染性致病因子虽然并非等同于肝炎病毒,但其发病与肝炎病毒之感染人体确有颇多吻合之处。肝炎病毒也可以看作是一种"杂气"而有选择地为害人类及灵长类动物,感染人体后专入肝脏,或使人体处于病毒携带状态,或造成发病而表现为黄疸,甚至发展为鼓胀。

具体到对黄疸的病因而言,古人已认识到疫毒、杂气等传染性致病因子是黄疸的主要原因,《沈氏尊生书》亦说:"有天行疫疠以致黄者,俗谓之瘟,杀人最多,且蔓延亦烈。"说明了疫毒引致黄疸不但具有很强的传染性,且变化迅速,病多危重,这与现代医学重症肝炎所出现的黄疸是十分吻合的。古人还认识到过度饮酒也是引起黄疸的主要原因,《金匮要略》对黄疸分类专设酒疸一项,《诸病源候论》说:"凡诸病疸者……皆由饮食过度、醉酒劳伤,脏腑不和……发为黄疸。"临床所见,酒精性肝损伤所致之黄疸确为十分常见。

鼓胀的病因虽多,但纵酒无节、虫毒、黄疸、积聚失治则是引发该病的主要原因。《景岳全书》说:"少年纵酒无节,多成水鼓。"《诸病源候论》说:"此由水毒气结聚于内,令腹渐大,动摇有声……如似肿状,名水蛊也。"《说文解字》:"蛊,腹中虫也,从虫从皿。"说明古人已经认识到水肿多虫为患。《医门法律》:"凡有癥瘕、积块、痞块,即是胀病之根,腹大如箕,腹大如瓮,是名单腹胀。"这些关于病因的阐述是非常真实而科学的。临床所见,肝硬化腹水的主要发病原因确为酒精、血吸虫及以脾肿大为主要表现的特发性门脉高压等。

(三)对疾病预后的正确判断

《伤寒论》中说"伤寒七、八日,身黄如橘子色,小便不利,腹微满者",指的是在发热几天以后,才出现黄疸;而对黄疸的消退时间和预后,《金匮要略》指出"黄疸之病,当以十八日为期,治之十日以上瘥;反剧为难治";朱丹溪则认为"时行疫疠,亦能发黄,杀人最急",指出了此类黄疸变化迅速,病情凶险,预后多差。

对鼓胀的预后,《沈氏尊生书》说"空胀烦躁漱水,连忘惊狂……绝难治";《医宗金鉴》说"腹胀身热,阳盛胀也,若吐、衄、泄血,则亡阴矣"。临床所见,腹水病人如出现肝性脑病等精神症状或伴发感染出血多预后不良,常常危及生命,与古人描述是一致的。《得效方》中则认为"若脐心突出,利后复胀急……不治",也是符合临床实际的,患者出现脐疝多为顽固性腹水,预后多不良。

(四)对肝病治法的科学设立

对肝病治疗,《内经》首创甘缓、辛散、酸收三大治法。《金匮要略》指出:"肝之病,补用酸,助用焦苦,益用甘味之药调之。"后世医家在实践中不断创立新的治法,如李冠仙创治肝十法,王旭高创肝病三十法等。这些治疗原则符合中医对肝病的认识,符合肝病的临床实际,至今仍有重要的临床指导意义。有些治法、药物与现代医学竟然也有许多的契合点,现代医学从酸味药五味子中提取联苯双酯,从甘味药甘草中提取甘利欣,而这些都是主要的保肝药物。这是巧合还是科学超越时空的碰撞和交融? 张仲景创立的治疗黄疸的专方茵陈蒿汤,至今仍为临床所常用。以此方制成的中药新药茵栀黄颗粒良好的利胆退黄作用也已得到临床的广泛肯定,这些都充分反映了中医治法和方药的科学性与实用价值。

对于鼓胀治疗,古人不但创立了众多利水消肿的治法与方药,尤为难能可贵的是中医学典籍中很早就有穿刺放腹水的记载,《灵枢》曰:"徒水,先取环谷下三寸,以铍针针之,已刺而筒之,而内之,入而复之,以尽其水……间日一针刺之,水尽乃止。"《肘后备急方》中提道:"若唯腹大,下之不去,改针脐下三寸,入数分,令水出孔合,须臾腹减乃止。"证明古人不仅早就发明了放腹水法,而且对穿刺的部位、间隔时间和进针深度都提出了符合实际的具体要求。

(五)对肝病生活调养的科学主张

中医学历来重视病后调养,对黄疸、鼓胀等病提出了非常科学的原则与方法,至今仍不失其指导意义。金代张从正在《儒门事亲》一书中举过一个十分生动的例子:"周、黄、刘三家,各有仆病黄疸,戴人曰:仆役之职……恐难调摄,虚费治功。其两家留仆于戴人所,从其饮食。其一仆不离主人执役……果两仆愈而一仆不愈。"这个例子充分说明了适当休息对黄疸预后的重要意义,这与西医学所主张和强调的肝炎病人必须卧床休息的要求是完全一致的。

而对鼓胀,中医学则强调严格控制含盐的摄入,朱丹溪说"却盐味以防助邪",李梴在《医学入门》中则强调"更断盐酱",清朝陈士铎在《石室秘录》一书中告诫人们:"然必禁盐,三月后可渐渐少用矣。即秋石亦不可用。"这里将秋石与盐同样对待,这是非常科学的,因为古人习惯用秋石代盐,近代研究表明秋石亦主要含氯化钠,故亦不宜用。

此外,因过度饮酒为鼓胀之重要原因,因此,主张鼓胀病人应绝对戒酒。

(六)近 30 年来的经验借鉴

近30年来,各地在肝炎、肝硬化等肝脏疾病的研究中创立了许多新的治法,这些治法以肝脏疾病的发病规律为依据,既参考传统治法,又结合现代医学新观点,使之更切合实用。如疏肝健脾法、清热解毒法、活血化瘀法、柔肝滋肾法等,不仅应用频率高,对病因、病机、病位、证候都有所针对,对某些客观指标也有明显的改善作用。一些研究还证实了中医治法的具体疗效机制,如活血化瘀法可以改善肝脏血液循环,清热解毒法可以抗肝损伤、减轻肝实质炎症,酸甘化阴法则可改善肝细胞周围的酸碱环境从而抑制酶的释放等,充分反映了中西医在治法学上的互融性。

近 30 年来,中医药在肝病防治的许多领域都取得了令人瞩目的研究成果,这些成果和结论更为中西医结合肝病研究提供了客观有力的实践依据,主要体现在以下几个方面。第一,抗肝纤维化。中医药抗肝纤维化研究已经成为我国肝病研究的热点,某些中药复方和制剂抗肝纤维化的作用和疗效已经得到肯定,主要的作用机制也已被认识和阐明,主要为:①消除肝纤维化的诱因;②保护肝细胞,恢复肝功能;③抑制炎症反应;④抑制胶原合成和促进胶原降解;⑤调节免疫功能;⑥调控细胞凋亡;等。可见,多途径、多层次、多靶点的综合药理作用是中药复方抗肝纤维化的特色,中西医结合抗肝纤维化的学术论文已占据我国肝纤维化研究的主导地位。第二,抗肝损伤。许多中医治法和方药在减轻实质炎症,促进损伤肝细胞的修复与再生,改善肝脏微循环及抗脂质过氧化,清除自由基方面,都具有确切的作用和功效,一些中药制剂如五味子制剂、垂盆草制剂、甘草制剂、山豆根制剂等作为护肝药广泛应用于病毒性肝炎、酒精性肝病、药物性肝损伤等肝脏疾病的治疗,收到良好效果,成为保肝药的主流药物。第三,抗脂肪变性。许多单味中药和复方具有较好的降低血脂、改善肝脏脂肪代谢的作用,从而用于脂肪性肝病的治疗。第四,调节免疫功能。近30年来的研究发现和证实了许多单味中药、中药复方可对人体免疫功能产生影响,如增强和抑制免疫反应及双向调节作用等。第五,改善和消除症状与体征。近年来,大量临床研究已经掌握了胁痛、腹胀、食少、发热、乏力、肝脾肿大、黄疸等症状与体征的中医药治疗规律,形成相对固定的治法与方药,在减少患者痛苦方面发挥了重要作用,已成为中西医结合肝病研究的重要内容。

综上所述,中西医结合肝病研究的实践依据是充分的,这是进行深入研究的可靠基础。

三、中西医结合肝病研究的思路与方法

(一)注重理论互融与实践渗透

中西医结合肝病研究不是中医与西医的简单相加,而是理论上的互融与实践中的渗透,目的也不是要否定中西医"肝"与肝脏、"肝病"与肝脏疾病在概念和含义上的差异,而是要更深入地探索和发现二者在生理病理学方面的广泛的内在联系,从理论与实践的不同角度进行反复印证,充分认识中医理论的科学内涵,真正找到二者的互融点,进行理论的相互融合。只有如此,中西医结合肝病研究中的许多理论问题才可能获得较为圆满的解决,理论和临床也才能结合得更为紧密。

中西医肝病理论的互融使我们认识到二者存在的广泛一致性、相近性和相关性,许多传统的中医治法与方药治疗现代医学肝脏疾病是适用的、可行的,这

为我们进行宏观调治奠定了坚实的理论基础。同时,现代医学对肝病不同环节的治疗方法与中医理论也并不相悖,根据疾病的病情需要既可选用中医或西医治疗,又可先中后西或先西后中,也可中西并用。

中西医结合肝病研究必须加强中西医临床实践的相互渗透与移植,在肝病治疗和调护的许多方面,都有互相借鉴的巨大空间。如在治疗方法和药物选择上我们借鉴现代医学抗肝损伤的机制,就可在辨证论治的基础上适当选用具有减轻肝实质炎症的某些药物以增强疗效;我们知道五味子丙素需醇提才能发挥其降酶作用,就不在汤剂中应用;甘草可以造成水钠潴留,治疗腹水病人时就要避免应用,同时禁用某些具有肝脏毒性的药物如川楝子、半夏等,这样就减少了肝病用药的盲目性,使治疗与用药更为规范。近30年来,肝病新药研制大量借鉴了中医理论与经验,如根据中医活血化瘀理论研制的安络化纤丸、扶正化瘀胶囊等一系列抗肝纤维化的中药新药都取得了很好的临床疗效,展示了广阔的应用前景。在中西医相互渗透的过程中,要选准切入点和突破口,如治疗脂肪肝就应将调节脂质代谢、减轻肝脏炎症及阻抑肝纤维化的发生和发展作为切入点,目标明确,则收效更为快捷。而将肝病研究领域中中西医结合最有希望获得突破的问题进行研究与攻关,如中药复方抗肝纤维化的研究已获得许多可喜的成果,研究前景广阔,以此为突破口则更有可能取得突破性成果。

(二)建立中西医双重诊疗体系

建立中西医双重诊疗体系是中西医结合肝病研究的客观需要,具体方法是首先对疾病进行明确诊断,如用实验室、影像学检查等方法,对某一肝病做出明确的病原学诊断如乙型肝炎、丙型肝炎等,临床诊断如急性肝炎、慢性肝炎等,并判断其程度轻重,然后根据某一肝病某一阶段的临床表现确立其中医证型,如肝胆湿热型、气滞血瘀型等,而后确立清热利胆、活血化瘀等治法,并选用相应的方药进行治疗。对中医证型应确立其规范化标准,除将主证、次证、兼证、舌象、脉象作为证型确立的依据外,还可将某些客观检测指标作为某一证型的诊断内容和条件,这样证型就不仅有量的指标,也有质的分析,既能体现临床规律,又能反映病变实质,最终制定出统一的、相对固定的证候学与治法学标准。

建立中西医双重诊疗体系,可以发挥中西医各自的长处,优势互补。如肝硬化大量腹水患者,可用西药利水药,以发挥其利水作用快速的特点,同时服用中药利水方剂,以增强其利水效果,在腹水消失之后,则可辨证应用中药以做善后治疗,一方面巩固已取得的疗效,同时还可预防腹水的再生。双重诊疗体系,既有西医病的诊断,又有中医证的分析,根据病情需要,可先用西药,再用中药,也可先用中药,后用西药,或中西药同时应用,取长补短,最大限度地发挥增效、减毒、纠偏的作用。我们要经过长期的临床观察与总结,以科学的方法进行印证和评价,获取有价值的临床规律,最终制定每一肝脏疾病的中西医最佳治疗方案。

(三)宏观辨治与微观辨治相结合

宏观辨治是中医整体观念指导下的宏观调治方法,一方面反映在对疾病的整体认识上,一方面反映在君臣佐使的整体配伍原则上,目前中医辨证论治的方法即属于宏观辨治的范畴。微观辨治一方面是指利用各种现代检查方法对某一肝病局部病变实质进行判断及对由此反映的某一检测指标进行客观分析而采用具体的治疗方法,另一方面也体现在临床治疗时充分参考某些中药的现代药效学和毒理学研究结果,将这些结果作为中药性味归经和主治功效的有益补充。在具体方法上可采用两个步骤:一是以宏观辨治为主,先确立中医证型,再参考某些检查结果,在宏观辨治的基础上适当加用一些对某病针对性较强的药物,这对提高综合疗效和局部病变的改善肯定是有益的;二是以局部和微观病理变化为依据和线索,再根据其不同证型进行宏观辨证,如 ALT 升高、肝脾肿大等都可作为微观指标,再按不同表现分为若干证型进行治疗,这既对某一局部或微观病变有较强的针对性,又发挥了中医整体治疗学的特长,对于提高肝病疗效也会大有助益。

(四)临床观察与实验研究相结合

临床观察是探索肝病中医证治规律、认知某些专方专药及经验方药疗效的唯一途径,只有临床观察才能总结经验与教训,而运用现代医学科学技术进行的实验研究是阐明某些中医治法及方药作用机制的重要手段,如肝纤维化、抗肝损伤等实验研究结果,可以为临床提供较为确切的药理学依据,用以证明疗效也更有说服力。

临床观察与实验研究相结合,应遵循实验研究来源于临床又服务于临床的研究方向,即临床—实验—临床。临床摸索的一些证治规律、有效的治法与方药为实验研究奠定了可靠的基础,而实验研究又为临床用药提供了较为科学的客观依据。近 30 年来面世的许多中药新药都是临床观察和实验研究相结合的产物。忽视必要的实验研究,临床观察易停留在经验总结的水平上,使研究难以深入;反之,违背中医辨证用药的基本原则,仅以实验研究结果作为指导用药准则同样是不切实际的、片面的,只有将二者有机地结合起来,才会从较高的层面上促进中西医结合肝病研究的深入开展。

结语

中西医结合肝病研究具有坚实的理论基础与实践依据，要不断加强理论互融与实践渗透，取长补短，遵循正确的思路与方法，把握好肝病阶段性治疗规律及环节用药的特点，经过长期的摸索与总结，制定出符合中西医理论、符合肝病临床规律的统一的中西医治疗方案，最终形成独立的、完整的中西医结合肝病学，为丰富肝病的治疗学内容做出应有的贡献。

中西医结合肝病研究的
几个理论与实践问题

尹常健
山东中医药大学附属医院

中国肝病学术研究的现状

♠两支队伍：
- 西医学术队伍
- 中医学术群体 ←→ 中医 / 中西医结合

♠两套体系：
- 现代医学理论与实践体系
- 中医学理论与实践体系（中西医结合体系）

♠两种理念
- 西医学术理念：强调规范标准（也关注个体经验）
- 中医学术理念：重视特色经验（也追求普适规律）

♠一个方向：
- 中西医联合（初级阶段）
- 中西医结合（最高境界）

中西医结合肝病研究的现状

❖ 专业队伍"一头偏"
❖ 学术理念"一边倒"
❖ 技术细节有缺陷 { 理论支撑点未建立

临床切入点不明确

科研方法学有误区

几个基本的理论与实践问题

❖ 中西医结合肝病研究的理论基础
❖ 中西医结合肝病研究的实践依据
❖ 中西医结合肝病研究的主要领域
❖ 中西医结合肝病研究的主要方法
❖ 中西医结合肝病研究的科学使命

中西医结合肝病研究的理论基础

☆解剖位置的一致性
☆生理功能的相近性
☆病理变化的相关性
☆临床疾病的对应性

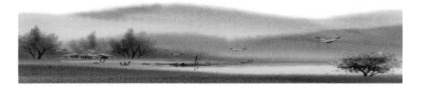

解剖位置的一致性

▶ 中西医学关于肝的解剖位置、形态与重量的认识都是基本一致的，中西医学对肝实体的物质认识是大致相同的。

▶ 《灵枢经》说："齁……在下者肝也。"这里"齁"指的是胸廓，"在下"即指季肋部，可见古人已经认识到肝的位置在季肋部。

▶ 《医贯》说："膈膜之下有肝……肝短叶中有胆附焉。"

❖ 对于肝脏的形态与重量，《难经·四十一难》说"肝独有两叶"；《难经·四十二难》说"肝重四斤四两，左三叶，右四叶，凡七叶，主藏魂"。文中所言四斤四两，原作二斤，两者平均取之则为1600克左右，与现代解剖学所言男性肝重1450克相近。

生理功能的相近性

中医肝 ——— 现代医学肝脏

主疏泄	分泌和排泄胆汁
主藏血	参与物质代谢
养筋爪	解毒
开窍于目	造血
	影响凝血机制

病理变化的相关性

肝郁化热 ➡ 黄疸
肝气伐脾 ➡ 腹胀、纳呆、便溏

肝气犯胃 ➡ 呃逆、呕吐、厌食

肝血亏虚 ➡ 二目干涩、视物昏花

肝郁气滞 ➡ 胁痛、腹胀

气滞血瘀 ➡ 积聚、蜘蛛痣、衄血

鼓　　胀 ➡ 肝硬化

急　　黄 ➡ 重型肝炎

以肝硬化腹水为例看中西医肝病的对应性

	中医	西医
病名：	鼓胀	肝硬化腹水
表现：	"大与腹胀等也，色苍黄，腹筋起，此其候也"	腹膨隆，胸腹壁静脉曲张 腹水征（+）
病因：	杂气、疫毒 酗酒无度 虫蛊 癥积 （癥瘕积聚即是胀病之根）	乙肝、丙肝病素 酒精性肝硬化 血吸虫 特发性门脉高压

以肝硬化腹水为例看中西医肝病的对应性

	中医	西医
预后： （预后不良）	脐心突出 利后复胀急 漱躁惊狂 吐衄并作	脐疝 顽固性腹水 肝性脑病 消化道出血
治疗：	中药利水 放腹水	西药利水 放腹水
调养：	忌酒 低盐（关于秋石代之， 清代中医学者提出 即秋石亦不可代） 避免劳累	戒酒 低盐（实验证明秋 石含氯化钠） 休息

中西医结合肝病研究的实践依据

深厚的学术积淀

丰富的经验积累

丰硕的研究成果

深厚的学术积淀

《内经》就已经有了黄疸病的专门记载与论述，并首创 *甘缓、辛散、酸收* 三大肝病治法 。

❖ 《金匮要略》说："肝之病，补用酸，助用焦苦，益用甘味之药调之。"

❖ 现代医学从酸味药五味子中提取联苯双酯、双环醇，从苦味药山豆根中提取肝炎灵，从甘味药甘草中提取甘利欣、天晴甘平、天晴甘美等，这绝不是巧合，这是科学穿越时空的对接和交融。

深厚的学术积淀

❖ 《诸病源候论》提出："因为热毒所加，故卒然发黄，心满气喘，命在顷刻，故云 *急黄* 也"。

❖ 历代医家对黄疸病进行了深入研究，提出了黄疸证以阳黄、阴黄、急黄为总纲进行证治，疫疠等传染性致病因子和过度饮酒等是黄疸的主要病因。

❖ 《伤寒论》记载了治疗黄疸的专方 *茵陈蒿汤*，并对黄疸预后进行了科学判断，《金匮要略》指出"黄疸之病，当以十八日为期，治之十日以上瘥；反剧为难治。"

丰富的经验积累

❖ 历代医家在实践中积累了丰富经验，创立了许多行之有效的
治法与方药，如李冠仙创肝病十法，王旭高提出肝病三十法
等，这些治法具有很高的科学性，至今仍有临床指导意义。

❖ 放腹水法

古人很早就发明了放腹水法，《灵枢》中记载："徒水，先
取环谷下三寸，以铍针针之，已刺而筒之，而内之，入而复
之，以尽其水……间日一针刺之，水尽乃止。"

❖ 谨慎放腹水

《千金要方》中说："凡水病忌腹上出水，出水者月死，大忌
之。"

丰硕的研究成果

◇中医药抗肝纤维化研究已经成为我国肝病研
究的热点 。

◇中西医结合抗肝纤维化的学术论文已占据我
国肝纤维化研究论文的主导地位 。

◇扶正化瘀法抗肝纤维化的基础理论研究获国
家科技进步二等奖 ，成为中西医结合肝病研
究的标志性成果。

◇中国中西医结合肝病专业委员会通过了本专
业第一部诊疗指南——《肝纤维化中西医结
合治疗指南》。

☆中医药已成为抗肝损伤的主流，**80%**以上护肝药为中药、中成药或中药提取物制剂。

☆中医药调节脂质代谢的作用机理已经阐明。

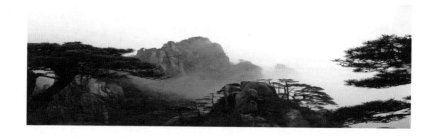

中西医结合肝病研究的主要领域

★　抗肝纤维化

★　抗肝损伤

★　抗脂肪变性

★　调节免疫失衡

★　改善和消除症状和体征

中药抗肝纤维化作用机理

- 消除肝纤维化的诱因
- 抗肝星状细胞活化
- 抑制肝细胞的凋亡/炎症坏死
- 抑制胶原合成和促进胶原降解
- 调节免疫功能

中医药抗肝损伤作用机理

- 减轻肝实质炎症
- 促进损失肝细胞的修复
- 改善肝脏微循环
- 维持肝细胞膜的完整性
- 减少致炎和凋亡相关因子的产生
- 抑制Fas和Fasl的表达
- 抗自由基损伤

中医药抗脂肪变性

❖ 中医药调节脂质代谢的作用机理已经明了
❖ 抑制外源性脂质的吸收
❖ 抑制内源性脂质合成
❖ 促进体内脂质的运转和吸收
❖ 影响体内脂质代谢

中医药调节免疫失衡

❖ 部分中药和复方具有免疫增强或免疫抑制作用，还有部分中药对免疫反应具有双向调节作用。近年来已有多种调控免疫的中药新药应用于临床，使肝病的疗效大大提高。

改善和消除症状与体征

❖ 胁痛、腹胀、食少、发热、乏力、肝脾肿大、黄疸等症状与体征的中医药治疗,形成相对固定的治法与方药，在减少患者痛苦方面发挥了重要作用，也是中西医结合肝病研究的重要领域。

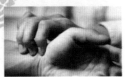

中西医结合肝病研究的主要方法

 辨病与辨证相结合

 宏观辨治与微观辨治相结合

临床观察与实验研究相结合

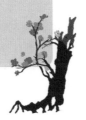

辨病与辨证相结合

*辨病*是指用西医学进行明确诊断，如用实验室、影像学检查等方法，对某一肝病做出明确的病原学诊断如乙型肝炎、丙型肝炎等，临床诊断如急性肝炎、慢性肝炎等，并判断其轻重程度。

*辨证*是根据某一肝病某一阶段的临床表现，用中医理论确定中医证型，如肝胆湿热型、气滞血瘀型等，而后确立清热利胆、活血化瘀等治法，选用相应的方药进行治疗。

宏观辨治与微观辨治相结合

➤ *宏观辨治*是指中医整体观念和宏观调治的方法，中医常用的辨证论治就属于宏观辨治的范畴。

➤ *微观辨治*是指针对某一肝病局部病变实质及反映出某一检测指标的异常，而参考某些中药的现代药理学结论，进行选药和组方的一种方法。

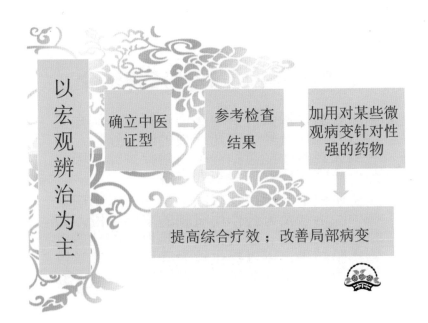

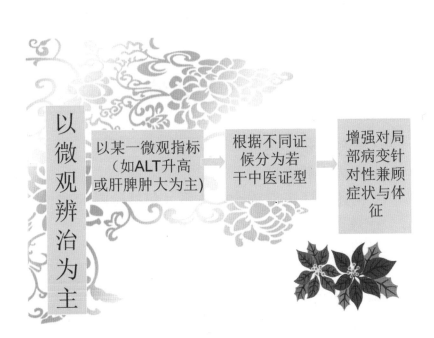

临床观察与实验研究相结合

❖ 临床观察是探索肝病中医证治规律、认知某些专方专药及经验方药疗效的唯一途径，只有临床观察才能总结经验与治疗规律，因此，是肝病临床研究的最重要内容。

❖ 实验研究则是运用现代医学科学技术阐明某些中医治法及方药作用机制的重要手段，如体外抑制HBV、护肝降酶、抗肝纤维化等动物实验结果，可以提供较为确切的药理学依据，用以证明疗效则更有说服力。

中西医结合肝病研究的三大目标

❖ 实现理论互融

❖ 完成实践渗透

❖ 构建中西医双重诊疗体系（包括诊断标准、疗效评估标准、中医药对症治疗框架）

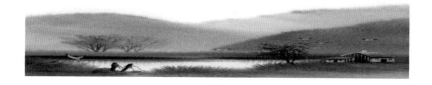

实现理论互融

❖ 目的不是要否定中西医"肝""肝病"在概念和含义上的差异，而是要更深入地探索和发现二者在生理病理学方面的广泛的内在联系，从理论与实践的不同角度进行反复印证，充分认识中医理论的科学内涵，真正找到二者的互融点，进行理论的互相融合。

完成实践渗透

❖ 中西医结合肝病研究必须加强中西医临床实践的相互渗透与移植，在肝病治疗和调护的许多方面，都有互相借鉴的巨大空间。

❖ 例如我们借鉴现代医学抗肝损伤的机制，在辨证论治的基础上适当选用具有减轻肝实质炎症的某些药物以增强疗效；甘草可以造成水钠潴留，治疗腹水病人时就要避免应用，同时禁用某些具有肝脏毒性的药物如川楝子、半夏等，这样就减少了肝病用药的盲目性，使治疗与用药更为规范。

◆ 在中西医互相渗透的过程中，要选准切入点和突破口，如治疗脂肪肝就应将调节脂质代谢、减轻肝脏炎症及阻抑肝纤维化的发生和发展作为切入点，目标明确，则收效可更为快捷。而将肝病研究领域中中西医结合最有希望获得突破的问题进行研究与攻关，如中药复方抗肝纤维化的研究已获得许多可喜的成果，研究前景广阔，以此为突破口则可能取得突破性成果。

构建中西医双重诊疗体系

❖ 建立中西医双重诊断标准
❖ 建立科学统一的中西医疗效评估标准
❖ 建立肝病中医药对症治疗框架

一、建立中西医双重诊断标准

❖ 首先对疾病进行明确诊断，然后根据某一肝病不同阶段、不同环节的临床表现，确定相应的中医证型，证型要规范、标准，而后确立治法，选用相应的方药进行治疗。

二、建立科学统一的中西医疗效评估标准

❖ 基本原则是既充分反映现代医学疗效评估的方法与模式，又体现中医特点，要做到长期疗效与近期疗效相结合，整体疗效与局部疗效相结合。疗效标准既有质的疗效体现，又有量的变化反映，既反映个体疗效，又反映普遍规律。疗效评估体系还要涉及疗程、用药剂量、调方标准、停药标准等，要有近期与远期随访，还要制定出体现生活质量改善状况的标准。

三、建立肝病中医药对症治疗框架

❖ 中医药独特的疗效优势首先体现在改善和消除症状与体征方面，可以作为肝病最好的对症治疗。

❖ 建立起肝病中医药对症治疗框架，首先对每一常见症状发生的性质、程度、久暂、部位、病机规律等进行综合分析，然后确立相应的治法学范围，选用相对固定的方药，形成一个合乎临床规律与中医辨证原则的对症治疗框架，从而使肝病治疗学的内容更加丰富。

中医药护肝治疗的理论和实践

　　护肝治疗是临床多种肝脏疾病应用最广泛,也是最重要的治疗环节。所谓护肝治疗或称保肝治疗,是指应用药物减轻肝细胞和组织损伤,促使受损肝细胞修复与再生,从而改善肝脏生化指标,恢复肝脏功能,促使疾病向愈的治疗方法。有效的护肝治疗还可消除肝纤维化发生的启动因素,从而减少肝硬化发生的机会,其意义是重要的。中医药护肝治疗的研究已经进行了多年,积累了丰富的经验,已经成为我国护肝治疗难能替代的重要途径和方法,但如何从总体上认识和把握这一领域的一些理论与实践问题,仍然需要我们去进行深入而系统的研究与探讨。

一、中医药护肝治疗的现状与存在的问题

　　我国中西医结合肝病研究最早即起始于中医药护肝治疗,自 20 世纪 50 年代起就受到中医药降酶退黄等作用的启发,近二十年来,随着中西医结合肝病研究的蓬勃开展,中医药辨证复方、单方单药、中成药、中药提取物制剂的广泛应用,如五味子制剂(联苯双脂)、垂盆草制剂(垂盆草冲剂)、女贞子制剂(齐墩果酸片)、山豆根制剂(肝炎灵)、水飞蓟制剂(益肝灵等)、甘草制剂(甘利欣、美能)等已成为我国护肝药物的主流,有的已成为常规治疗的必用药物,发挥了难能替代的重要作用,这些药物分别具有不同的作用途径与机制,适应范围十分广泛,选择空间十分宽阔,极大地丰富了肝病的治疗学内容,也使中医药护肝治疗成为中西医结合肝病研究的最重要领域。

　　同时应该看到,这一领域还存在一些问题需要我们去进行思考与解决,这些问题主要为以下三个方面。①辨证中药复方护肝疗效的不确定性,辨证论治仍然

是中医药护肝治疗最重要的方法,但目前仍普遍存在较大的用药随意性,对反映肝损害的某些具体指标缺乏较强的针对性。因此,就护肝疗效而言,就具有不确定性,难以经得起重复;同时因肝损害状态、程度与辨证所依据的"证"常无必然关联,因此,往往出现客观指标与证候疗效的分离和不同步。②某些护肝降酶的中成药和中药提取物制剂普遍存在作用较为单一,难以收到较好的综合疗效的缺点。③绝大部分护肝中成药和中药提取物制剂均普遍存在较高的酶学指标反跳率。有人统计五种五味子剂型总降酶率达90.2%,平均降酶天数为19.7天,其反跳率在40%—69%;垂盆草制剂治疗慢性肝炎,ALT复常率在73.6%—82%,复发率在29%—53%;肝炎灵、益肝灵、甘利欣等也均有较高的反跳率。更为重要的是,目前,国内对上述药物的应用时机、方法、剂量、疗程及如何通过递减用量来防止指标反跳与复发均未形成共识,基本上任由临床医生凭经验自行其是,这一现状与临床要求是极不适应的,这也促使我们去对这一领域的一些问题进行更深入的思考。

二、肝损伤的发生机制与主要标志

肝损伤是指在一系列理化因素的作用下,肝细胞发生不同程度的肿胀、变性、坏死和凋亡,是各种肝病发生发展的最基本的病理状态。肝损伤可由不同原因引起,如病毒感染、自身免疫反应、药物、毒物、乙醇及代谢障碍等。目前,肝损伤的发生机制已被初步认识与阐明,一般认为分为化学性损伤和免疫性损伤两大类。肝损伤的化学机制包括:肝细胞质膜的损伤(细胞膜、线粒体膜等)、自由基损害、线粒体功能失调、细胞内离子浓度改变、代谢紊乱等;免疫性损伤包括:TNF-α、IL-6、IL-8等细胞因子及NO的介导,补体系统的激活,枯否细胞与中性细胞等细胞间的相互作用及免疫变态反应的参与等。各种因素引起的肝损伤基本上都囊括了这两种发生机制,又根据病因不同而各有所侧重。

丙氨酸氨基转移酶(ALT)和门冬氨酸氨基转移酶(AST)是最敏感的肝损伤生化检测指标,肝内富含这两种酶,肝内ALT含量为血清中的100倍,浓度比血清中高1000—5000倍,当肝细胞被破坏,细胞膜通透性增高及线粒体损伤时,ALT、AST活性即可增高,只要有10%的肝细胞坏死,就可使血清酶活性增高1倍。因ALT在肝细胞内主要分布于细胞质水溶相中,而AST 80%分布于线粒体内,少数分布于水溶相。当轻度肝细变性、细胞膜通透性增加,从细胞内释放出的主要是ALT,而当肝细胞严重病变或坏死时,线粒体内AST便释放出来,故肝脏炎症轻时 AST/ALT 比值下降,重时则上升。ALT、AST 检测不仅仅对诊断和预后具有重要意义,也是多种肝病疗效判定的重要依据。

三、中医药护肝治疗的作用途径

中医药护肝治疗的主要途径有以下几个方面。

(一)减轻肝实质炎症

研究表明,虽然引起肝损伤的原因很多,但肝组织对任何致病因子的应答反应大体是一致的,一些中医治法和方药可以减轻实质炎症,减少肝细胞炎性渗出物和炎细胞浸润,减少肝细胞坏死病灶,促使肝细胞修复与再生,这类药物主要包括清热解毒药如败酱、板蓝根、大青叶、双花、连翘、黄芩、虎杖、生甘草、公英、田基黄等,清热利湿药如车前草、竹叶、赤小豆、苍术、白术等,疏肝利胆药如柴胡、茵陈、栀子、金钱草、海金砂、大黄、羚羊粉等。另外,甘草、黄芩、当归、连翘、柴胡、茵陈等药还能增强肝脏解毒功能,使肝细胞内肝糖原蓄积增加,促进肝内物质代谢,其中又以甘草解毒作用最强,临床应用频率也最高。

(二)改善肝脏微循环

肝脏的微循环单位(肝腺泡)是指一群肝实质细胞围绕着一条终末门静脉和伴行的肝动脉与终末肝静脉之间的网状微循环结构,肝细胞能够从血液中获取充分的营养物质和氧,不仅有赖于肝脏有足够的血流量,而且是以肝脏没有微循环障碍为前提的。活血化瘀法和相应的方药如丹参、丹皮、赤芍、当归、水红子、泽兰、红花、马鞭草、鸡血藤、三七粉等,能扩张血管、改善门静脉血流和肝内血液循环,防止微血管内凝,促进纤溶功能,减少部位缺血状态,丰富肝细胞营养,从而发挥减轻肝损伤、加速病灶修复等作用。

(三)改善肝细胞周围的酸碱环境

研究表明,肝细胞周围是酸性环境时,ALT 不易向外释放,从而使 ALT、AST 等生化指标改善。酸甘化阴药如五味子、乌梅、山楂、木瓜、鱼腥草、杭芍、牛膝等能调节肝细胞周围的酸碱环境,减轻酶的渗出,从而达到降酶目的,也有人认为这些药物是通过稳定细胞膜降低肝细胞通透性而达到护肝作用的。

(四)调节免疫功能

多种原因引起的肝损伤特别是病毒性肝炎的发病机制与免疫系统的参与密切相关,肝细胞损害通常为病毒诱发免疫反应所致,因此,调节免疫功能也是护肝治疗的重要途径,其中尤以抑制免疫反应对减轻肝组织损害最为重要,大部分清热解毒药如黄芩、黄连、虎杖、板蓝根、大青叶、龙胆草、茵陈、大黄、生甘草、连翘等，活血化瘀药如丹参、赤芍、丹皮、川芎、红花、莪术等都具有较强的抑制免疫的作用，而临床上这些药物又恰恰是护肝治疗所常用的。

（五）调节脂质代谢

全身及肝内脂质代谢紊乱是脂肪性肝损伤的重要原因，在脂肪肝患者中 TG 升高者可达 60%—80%，调节全身及肝内脂质代谢是治疗脂肪性肝损伤的重要途径之一。研究表明，许多单味中药和复方都具有较好的降脂和调节肝内脂肪代谢的作用，如枸杞子、决明子、山楂、泽泻、甘草、白术、胆草、三七、菊花等均可通过不同的途径降低 TG、Tch 水平，减轻肝细胞的脂肪沉积、增加肝糖原的合成，促进肝细胞修复，从而减轻肝细胞变性坏死程度。

四、中医药护肝治疗的作用机制

（一）一般性作用机制

中医药护肝治疗的作用机制，一般认为与下列因素有关：①对机体生物膜有直接保护作用，如柴胡皂苷、甘草皂苷等中药成分；②促进机体肾上腺分泌糖皮质激素，发挥应激性保护作用；③改变肝细胞膜机能，降低膜通透性，如五味子、垂盆草等降酶与其使肝细胞膜通透性降低使肝细胞内 ALT 渗出减少有关；④促进肝细胞内蛋白质、肝糖原合成，促进肝细胞的修复与再生，如人参皂苷、黄芪多糖等均有此作用；⑤增强肝脏解毒功能，其主要机制为：一是吸附作用，如甘草对许多药物具有吸附作用，减少了机体对毒物的吸收，二是水解释放出葡萄糖醛酸与毒物结合而起到解毒作用，三是促进肾上腺素释放糖皮质激素，从而对抗应激反应，如甘草、五味子即有此作用，四是诱导肝药酶作用，提高解毒能力。

（二）细胞分子机制

中医药护肝治疗作用已深入到细胞分子学机制的探讨，有些作用机制已得到认识与阐明。主要有：①减少致炎和凋亡相关介质的产生，如有研究证实制大黄、败酱、赤芍、石菖蒲等组成的复方制剂可以降低主要致炎和凋亡相关介质 TNF-α；②研究证明对白介素的调节是中医药抗肝损伤的主要机制；③抑制介导细胞凋亡的膜蛋白 Fas 和 Fasl 的表达有助于减轻肝损伤程度；④抗自由基损伤，自由基损伤是各种肝损伤机制的共同通路之一，研究证明五味子提取物、胡黄连总皂苷等具有明显抑制肝线粒体膜脂质过氧化和超氧阴离子自由基的作用，从而抑制免疫性肝损伤等。

总之,中医药护肝治疗是通过多层次、多方位、多靶点的作用机制得以实现的,除以上实验研究的结论外,中医药调整人体机能、增强抗病能力等综合疗效也是促使肝损伤恢复的重要因素。实验研究的结论为我们提供了中医药护肝治疗的药理学依据。

五、中医药护肝治疗临床应把握的几个技术细节

(一)中医药护肝治疗的疗效目标

中医药护肝治疗追求的疗效目标有以下四个方面。

1. 生化指标复常

如前所述,肝损伤时以 ALT、AST 活性增高为标志,因此,促使 ALT、AST 复常及其他相关指标如 ALP、TBil 等改善或恢复是中医药护肝治疗的首要目标。当然影像学、免疫学甚至病理学的改善或恢复同样是医患所共同期盼的。

2. 症状体征改善

肝损伤时可有相应的临床症状和体征,如恶心、厌油、呕吐、乏力、发热、纳呆、失眠、肝肿大等,这些不适会使患者感到痛苦,在改善生化指标的同时,改善或清除这些症状体征是重要的。

3. 收效迅速快捷

在尽可能短的时间内以尽可能快的速度使 ALT、AST 及 TBiL 等生化指标复常,使症状体征改善。

4. 疗效巩固持久

在 ALT、AST 等生化指标复常后不反跳或最大限度地降低其反跳率,使 ALT、AST 等生化指标持续正常,以保持病情的稳定。

(二)治疗时机的把握

临床上中医药护肝治疗时机的选择主要依据 ALT、AST、TBiL 等肝脏生化指标的变化, 只要 ALT、AST 升高, 即可进行中医药护肝治疗。一般情况下,ALT、AST 轻度升高,在 100 U/L 以下,并兼有相应的症状时,可单用中药复方,进行辨证治疗,如应用清热解毒药、清肝利胆药、行气活血药等;ALT、AST 中度升高,在 100 U/L—200 U/L 时,可用口服降酶中成药或中药提取物制剂,如降酶灵、甘利欣、美能、西利宾胺等药,并辅以中药复方以针对相应的症状体征;ALT、AST 重度升高,数值在 200 U/L 以上者,常需要静脉用甘利欣、美能或配合西药谷胱甘肽、佳美等,以迅速改善生化指标,并辅助相应的中药复方治疗,以针对相应的症状

与体征,同时增强抗炎护肝的作用。一般说,轻度损害中药复方是主导;中度损害,中药复方作联合;重度损害,中药复方是辅助,待肝脏生化指标复常后,还可辨证论治用中药复方以巩固疗效。当然,以上并非一成不变的固定模式,还要根据患者具体情况决定治疗与用药。

(三)治疗方法的正确运用

1. 中药复方辨证治疗

其基本原则应当是以肝损伤,ALT、AST 升高为靶点,以减轻肝脏炎症促使 ALT、AST 复常为目标,以减轻相应的症状体征为辅助,这就要求在总结证候规律的基础上,确定相对固定的治法与方药,组方应在君臣佐使原则指导的前提下,适当参考药理学研究结论,以提高方药对肝损伤的针对性。其基本模式为:基本方(护肝降酶,以辨病为主)+适当的加减范围(改善症状和体征,以辨证为主),因为护肝治疗目标只有一个,因此,基本方应相对固定,也可设多个不同的基本方,以适应不同病因和病情。又因为症状体征往往因人而异,因此可灵活加减运用。这样主次分明,才有望收到较好的疗效。

2. 关于防止护肝降酶药物停药后反跳与复发

如上所述,多数护肝降酶药物都有较高的反跳率,根据其反跳率高低排序依次为五味子制剂、甘草制剂、山豆根制剂、垂盆草制剂、水飞蓟制剂等。对降酶药的合理选用,对疗程的科学设定,对用量的循序递减都是防止反跳的有力措施,如联苯双脂一开始可用 10 粒/次,每日 3 次,一月后复查如 ALT、AST 复常,则可依次递减为每次 8 粒、6 粒、4 粒、2 粒,每日 3 次;然后减为每次 1 粒,先每日 3 次,依次递减为每日 1 次、间日 1 次、每周 2 次,以上剂量各服 2 周,最后停药。再如甘利欣开始用 150 mg(3 支),用 3 周,ALT、AST 复常后可减为 100 mg(2 支)用 2 周,50 mg(1 支)用 1 周,复查 ALT、AST 仍正常,仍需服用甘利欣胶囊以巩固疗效。一般口服降酶中成药常规量一个月,ALT、AST 复常后,改为 1/2 用量 2 周,1/3 用量 1 周,以求巩固。当然以上纯属个人经验与看法,不一定就是最佳方案,但笔者始终认为这种递减用量的方法是防止反跳的有效措施,惜目前国内对疗程、递减用量和速率等均未形成共识。

3. 关于针对病因的治疗

中医药护肝治疗的重要性已如前述,护肝治疗是为了解决各种病因导致的共性的肝损伤这一病理结果,最佳护肝疗效有时还离不开有效的病因治疗,如对乙型肝炎的抗病毒治疗,或酒精性肝损害的戒酒,药物性肝损害的及时停药,对糖尿病引起脂肪性肝损害则要有效地控制血糖等等，只有因果兼顾，标本同治，才会收到良好的护肝疗效。

护肝治疗是临床上绝大部分肝病患者必不可缺的治疗过程，其重要性不言而喻，中医药在这一过程中发挥的作用是举足轻重的，也是不可替代的。对目前尚存在的一些问题，我们需要经常从临床实践的角度去进行科学的观察与总结，从学术理论的高度去进行深入的思考与探索，以便发现规律、积累经验、完善方法，最终形成共识并制定出临床适用的护肝治疗常规，以造福于广大患者并适应于中西医结合肝病研究的客观需要。

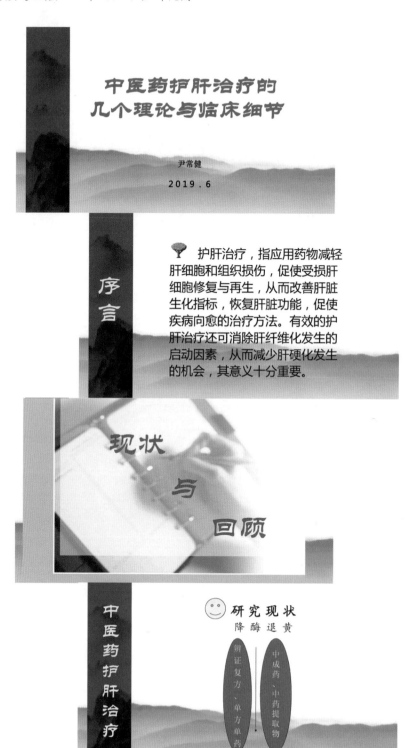

中医药护肝治疗的
几个理论与临床细节

尹常健
2019.6

序言

护肝治疗，指应用药物减轻肝细胞和组织损伤，促使受损肝细胞修复与再生，从而改善肝脏生化指标，恢复肝脏功能，促使疾病向愈的治疗方法。有效的护肝治疗还可消除肝纤维化发生的启动因素，从而减少肝硬化发生的机会，其意义十分重要。

现状

与

回顾

中医药护肝治疗

研究现状

降酶退黄

辨证复方、单方单药

中成药、中药提取物

护肝治疗

中医药护肝治疗

目前临床常用中药制剂

☆ 五味子制剂
☆ 垂盆草制剂
☆ 女贞子制剂
☆ 山豆根制剂
☆ 水飞蓟制剂
☆ 甘草制剂

中医药护肝治疗

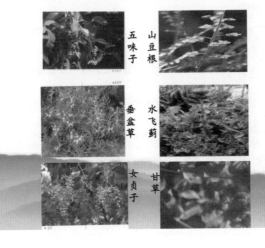

五味子　山豆根

垂盆草　水飞蓟

女贞子　甘草

中医药护肝治疗

存在问题

✧ 疗程尚不确定

✧ 疗效不够确切
　---------- 选药过于随意

✧ 作用较单一
　---------- 综合疗效欠佳

✧ 反跳率较高

五味子制剂：40%—69%
垂盆草制剂：29%—53%
肝炎灵、益肝灵、甘利欣
等也均有较高的反跳率

中医药护肝治疗

目前，国内对护肝药物的应用时机、方法、剂量、疗程及如何通过递减用量来防止指标反跳与复发均未形成共识，基本上任由临床医生凭经验自行其是，这一现状与临床要求是极不适应的。

这就促使我们去对这一领域的一些问题进行更深层次的思考。

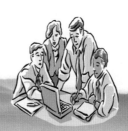

中医药护肝治疗

几个主要的理论与临床细节

➡ 肝损伤的发生机制与主要标志

➡ 中医药护肝治疗的作用途径

➡ 中医药护肝治疗的作用机制

➡ 中医药护肝治疗临床应把握的几个细节

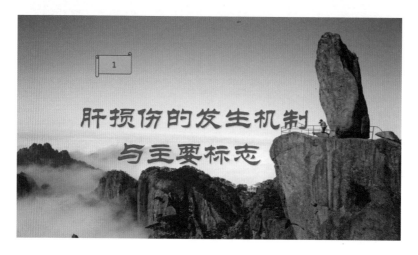

1

肝损伤的发生机制与主要标志

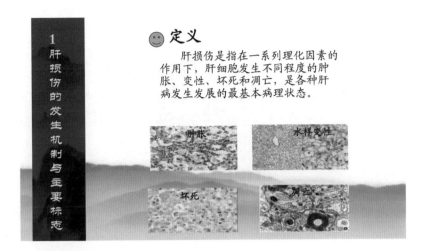

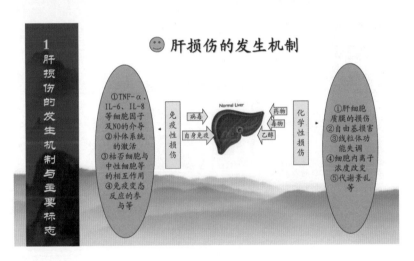

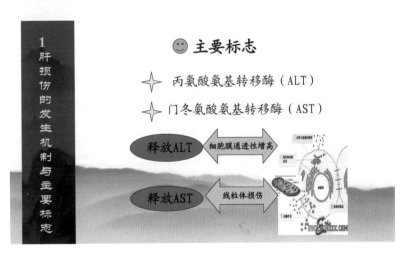

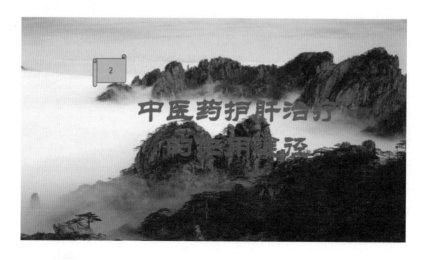

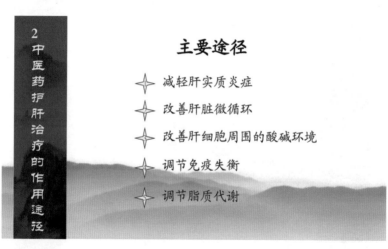

2 中医药护肝治疗的作用途径

主要途径

- 减轻肝实质炎症
- 改善肝脏微循环
- 改善肝细胞周围的酸碱环境
- 调节免疫失衡
- 调节脂质代谢

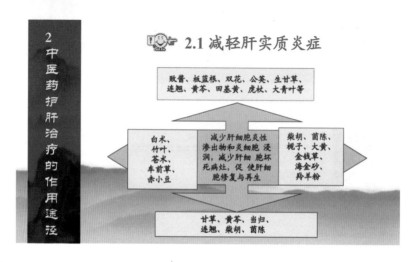

2 中医药护肝治疗的作用途径

2.1 减轻肝实质炎症

败酱、板蓝根、双花、公英、生甘草、连翘、黄芩、田基黄、虎杖、大青叶等

白术、竹叶、苍术、车前草、赤小豆

减少肝细胞炎性渗出物和炎细胞浸润，减少肝细胞坏死病灶，促使肝细胞修复与再生

柴胡、茵陈、栀子、大黄、金钱草、海金砂、羚羊粉

甘草、黄芩、当归、连翘、柴胡、茵陈

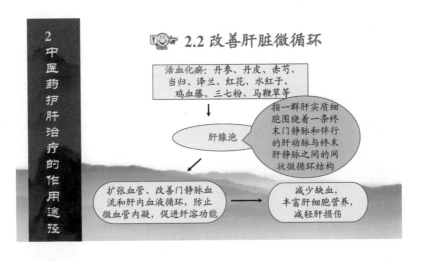

2 中医药护肝治疗的作用途径

2.2 改善肝脏微循环

活血化瘀：丹参、丹皮、赤芍、当归、泽兰、红花、水红子、鸡血藤、三七粉、马鞭草等

肝腺泡

指一群肝实质细胞围绕着一条终末门静脉和伴行的肝动脉与终末肝静脉之间的网状微循环结构

扩张血管、改善门静脉血流和肝内血液循环，防止微血管内凝，促进纤溶功能 → 减少缺血，丰富肝细胞营养，减轻肝损伤

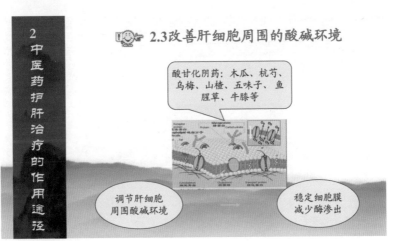

2 中医药护肝治疗的作用途径

2.3改善肝细胞周围的酸碱环境

酸甘化阴药：木瓜、杭芍、乌梅、山楂、五味子、鱼腥草、牛膝等

调节肝细胞周围酸碱环境

稳定细胞膜减少酶渗出

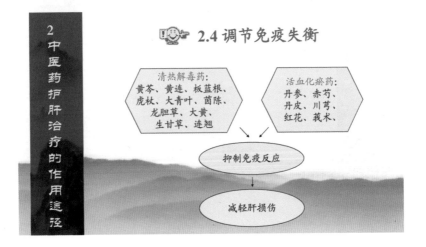

2 中医药护肝治疗的作用途径

2.4 调节免疫失衡

清热解毒药：黄芩、黄连、板蓝根、虎杖、大青叶、茵陈、龙胆草、大黄、生甘草、连翘

活血化瘀药：丹参、赤芍、丹皮、川芎、红花、莪术、

抑制免疫反应

减轻肝损伤

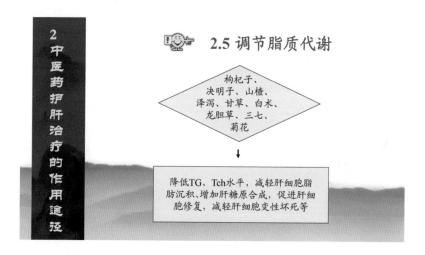

2.5 调节脂质代谢

枸杞子、决明子、山楂、泽泻、甘草、白术、龙胆草、三七、菊花

↓

降低TG、Tch水平，减轻肝细胞脂肪沉积、增加肝糖原合成，促进肝细胞修复，减轻肝细胞变性坏死等

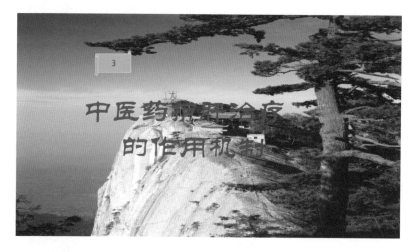

3

中医药护肝治疗的作用机制

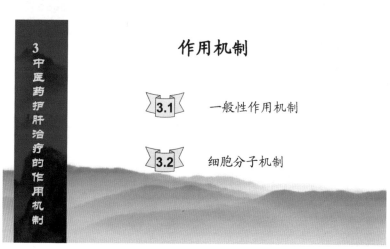

作用机制

3.1 一般性作用机制

3.2 细胞分子机制

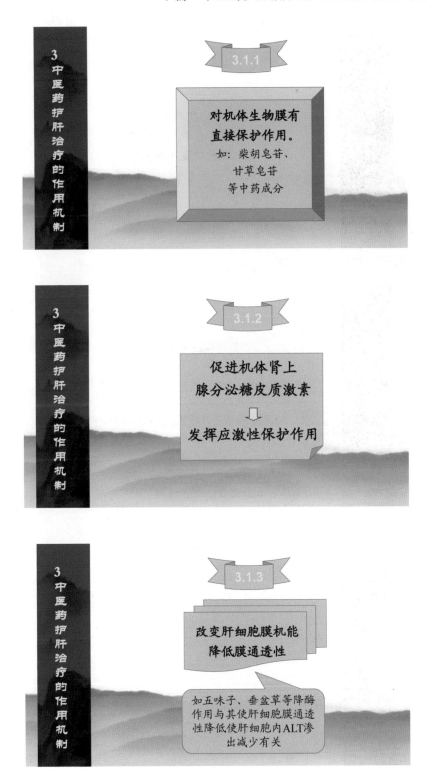

3 中医药护肝治疗的作用机制

3.1.1

对机体生物膜有直接保护作用。

如：柴胡皂苷、甘草皂苷等中药成分

3 中医药护肝治疗的作用机制

3.1.2

促进机体肾上腺分泌糖皮质激素

发挥应激性保护作用

3 中医药护肝治疗的作用机制

3.1.3

改变肝细胞膜机能降低膜通透性

如五味子、垂盆草等降酶作用与其使肝细胞膜通透性降低使肝细胞内ALT渗出减少有关

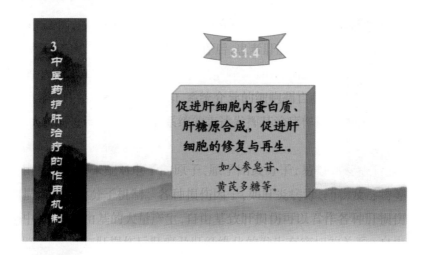

3 中医药护肝治疗的作用机制

3.1.4

促进肝细胞内蛋白质、肝糖原合成，促进肝细胞的修复与再生。如人参皂苷、黄芪多糖等。

3 中医药护肝治疗的作用机制

3.1.5

增强肝脏解毒功能

 吸附作用：如甘草对许多药物具有吸附作用，减少了机体对毒物的吸收

水解释放出葡萄糖醛酸，与毒物结合而起到解毒作用

促进肾上腺素释放糖皮质激素，从而对抗应激反应：如甘草、五味子即有此作用

诱导肝药酶作用，提高解毒能力

3 中医药护肝治疗的作用机制

3.2.1

减少致炎和凋亡相关介质的产生

大黄、败酱、赤芍、石菖蒲等组成的复方制剂可以降低主要致炎和凋亡相关介质

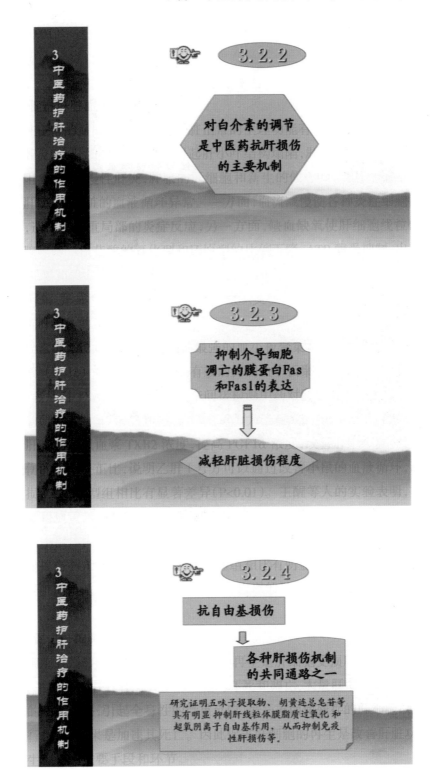

3 中医药护肝治疗的作用机制

3.2.2

对白介素的调节是中医药抗肝损伤的主要机制

3 中医药护肝治疗的作用机制

3.2.3

抑制介导细胞凋亡的膜蛋白Fas和Fasl的表达

减轻肝脏损伤程度

3 中医药护肝治疗的作用机制

3.2.4

抗自由基损伤

各种肝损伤机制的共同通路之一

研究证明五味子提取物、胡黄连总皂苷等具有明显抑制肝线粒体膜脂质过氧化和超氧阴离子自由基作用，从而抑制免疫性肝损伤等。

3 中医药护肝治疗的作用机制

中医药护肝治疗是通过多层次、多方位、多靶点的作用机制得以实现的，除以上实验研究的结论外，中医药调整人体机能、改善内环境、增强抗病能力等综合疗效也是促使肝损伤恢复的重要因素。实验研究的结论为我们提供了中医药护肝治疗的药理学依据。

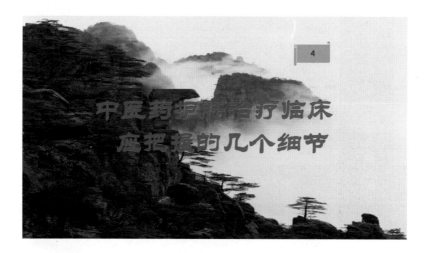

中医药护肝治疗临床应把握的几个细节

4 中医药护肝治疗临床应把握的几个细节

· 临床应把握的几个细节问题

✦ 明确疗效目标

✦ 把握治疗时机

✦ 掌握具体方法

4 中医药护肝治疗临床应把握的几个细节

 4.1 疗效目标

4.1.1 生化指标复常

4.1.2 症状体征改善

4.1.3 收效迅速快捷

4.1.4 疗效巩固持久

4 中医药护肝治疗临床应把握的几个细节

 4.2 治疗时机与方法

临床上中医药护肝治疗时机选择主要依据ALT、AST、TBil等肝脏生化指标的变化，只要ALT、AST升高，即可进行中医药护肝治疗。

4 中医药护肝治疗临床应把握的几个细节

4.2.1

ALT、AST轻度升高 ≤100U/L	相应症状体征

口服中成药如双环醇、水林佳、谷胱甘肽等

中药复方辨证论治，改善相应证候减轻肝脏炎症

清热解毒药、清肝利胆药、行气活血药等

板蓝根

茵陈

薄树川弯片

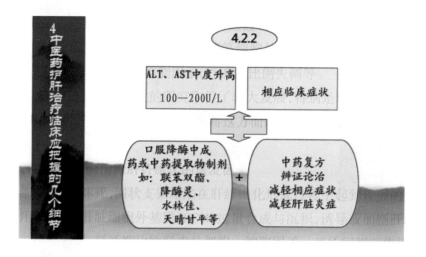

4 中医药护肝治疗临床应把握的几个细节

4.2.2

| ALT、AST中度升高 100—200U/L | 相应临床症状 |

口服降酶中成药或中药提取物制剂 如：联苯双酯、降酶灵、水林佳、天晴甘平等 **+** 中药复方辨证论治 减轻相应症状 减轻肝脏炎症

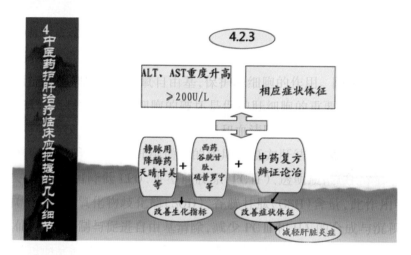

4 中医药护肝治疗临床应把握的几个细节

4.2.3

| ALT、AST重度升高 ≥200U/L | 相应症状体征 |

静脉用降酶药天晴甘美等 **+** 西药谷胱甘肽、硫普罗宁等 **+** 中药复方辨证论治

改善生化指标　　改善症状体征

减轻肝脏炎症

4 中医药护肝治疗临床应把握的几个细节

4.2.4　中药复方辨证治疗应明确的几个问题

基本原则： 以肝损伤为指向；
　　　　　　以临床证候为针对目标；
　　　　　　以ALT、AST、TBiL等生化指标为靶点

目标： 减轻肝脏炎症促使ALT、AST复常；
　　　　减轻和消除相应的症状体征

要求： 在总结证候规律的基础上，确定
　　　　相对固定的治法与方药，组方应
　　　　在君臣佐使原则指导的前提下，
　　　　适当参考药理学研究结论以提高
　　　　方药对肝损伤的针对性。

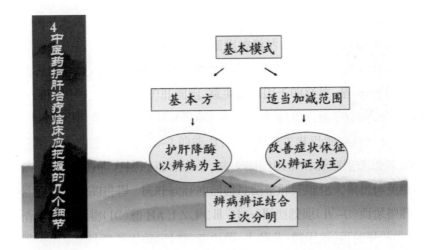

4　中医药护肝治疗临床应把握的几个细节

基本模式

基本方 → 护肝降酶 以辨病为主

适当加减范围 → 改善症状体征 以辨证为主

辨病辨证结合 主次分明

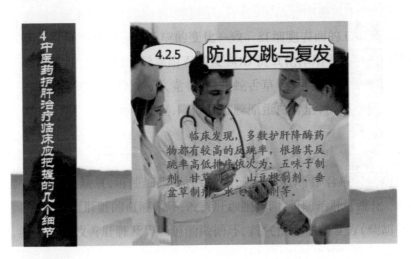

4.2.5　防止反跳与复发

临床发现，多数护肝降酶药物都有较高的反跳率，根据其反跳率高低排序依次为：五味子制剂、甘草制剂、山豆根制剂、垂盆草制剂、水飞蓟制剂等。

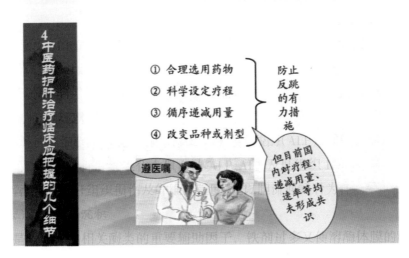

① 合理选用药物
② 科学设定疗程
③ 循序递减用量
④ 改变品种或剂型

防止反跳的有力措施

遵医嘱

但目前国内对疗程、递减用量、速率等均未形成共识

4 中医药护肝治疗临床应把握的几个细节

4.2.6 病因治疗

中医药护肝治疗的重要性已如前述，护肝治疗是为了解决各种病因导致的共性的肝损伤这一病理结果，最佳护肝疗效当然离不开准确有效的病因治疗。

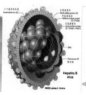

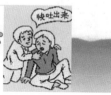

4 中医药护肝治疗临床应把握的几个细节

4.3 因果兼顾　标本同治

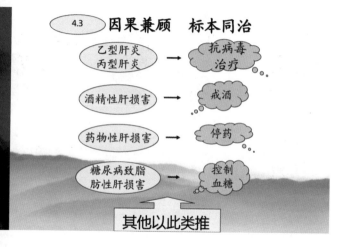

乙型肝炎 丙型肝炎	→ 抗病毒治疗
酒精性肝损害	→ 戒酒
药物性肝损害	→ 停药
糖尿病致脂肪性肝损害	→ 控制血糖

其他以此类推

中医药护肝治疗

😊 **结语**

- 护肝治疗是临床上绝大部分肝病患者必不可缺的治疗过程，其重要性不言而喻，中医药在这一过程中发挥的作用是举足轻重的，也是不可替代的。

- 对目前尚存在的一些问题，我们需要经常从临床实践和学术理论两个层面去进行深入的思考与探索，以便发现规律、积累经验、完善方法，最终形成共识并制定出临床适用的护肝诊疗常规，以造福于广大患者并适应于中西医结合肝病研究的客观需要。

脂肪肝临床研究的几个主要环节

　　脂肪肝(fatty liver,FL)是一种多病因引起的,病变主体在肝小叶,以肝细胞内中性脂肪异常沉积为主的临床综合征。近年来发生率有日渐增高趋势,据欧美学者统计,脂肪肝发病率占社会人口的 10%,在肥胖和糖尿病患者中占 50%,酗酒者中约占 57.5%。我国成人脂肪肝发病率约在 5%—9%,另有报道,约有 20%—30% 的肥胖儿童患有不同程度的脂肪肝, 这已经引起医学界和国人的广泛关注。

　　正常人肝内脂肪含量一般仅占肝湿重的 3%—5%, 各种原因引起的肝脏对脂肪酸的摄取、合成增加和/或转运利用减少,会引起肝细胞内脂肪堆积,当脂肪含量超过肝湿重的 5% 或组织学上超过 50% 时,即形成脂肪肝。

　　引起脂肪肝的原因有很多,如营养失调、大量饮酒、糖尿病、感染、药物性肝损害、代谢及内分泌障碍等,其发病机制则涉及多个环节,如肝筛结构和功能的改变、氧应激及脂质过氧化损伤、缺氧的肝脏微循环障碍及遗传、免疫、激素等因素,最终导致脂肪代谢异常,肝脏合成与分解脂肪的动态平衡失调。脂肪肝诊断已无困难,因现代医学治疗方法仍较局限,近年来中医药治疗脂肪肝的研究已成为脂肪肝研究的热点课题, 在脂肪肝防治的各个环节都发挥了很好的作用。

　　脂肪肝的辨证治疗目前大部分临床研究者多从痰、湿、浊、瘀等病因病机入手立法,积累了一些治疗经验,但由于临床证候与脂肪肝的病变程度并不必然相关,特别是很大一部分脂肪肝患者可无任何症状体征,无证可辨,给中医用药带来一定困难,因此,对于脂肪肝的中医临床研究除坚持辨证论治外,还要对本病总体发生发展的规律有所把握,这样才会方向明确、思路清晰。

一、调节脂质代谢

全身及肝内脂肪代谢紊乱是脂肪肝发生的主要原因之一，日本一项研究发现，血清 TG 升高与脂肪肝密切相关，脂肪肝患者中甘油三酯升高者可高达 60%—80%；国内有资料报道，脂肪肝患者中 TG 升高者占 37.5%，TCH 升高者占 22.9%，而非脂肪肝人群中 TG、TCH 增高者仅占 14.6% 与 18.2%，二者比较有显著性差异。目前多数学者倾向于脂肪肝为全身脂肪贮积的一部分，因此，调节全身及肝内脂肪代谢，是脂肪肝最重要的治疗环节之一。

大量研究也已证实，许多单味中药及复方都具有较好的降低血脂及改善肝脏脂肪代谢的作用，如枸杞子、决明子、山楂、大黄、葛根、何首乌、泽泻、甘草、白术、薏苡仁、龙胆草、三七、菊花等，均可通过不同的途径降低 TG、TCH 水平，抑制肝内脂肪的沉积，从而起到抗脂肪肝的作用。有研究证实，由黄芪、白术、葛根、玫瑰花、青皮组成的中药复方益气补肝颗粒，可使酒精性脂肪肝大鼠肝内 TG 含量明显降低，并能显著降低升高的肝内糖原(Gn)，图像分析可明显降低脂肪变性细胞面积的百分比，从而改变脂肪变性细胞与正常肝细胞的比值，这种调节肝细胞内 TG、Gn 水平的作用，可进一步清除肝内脂肪堆积，改善肝内脂肪代谢，使酒精性脂肪肝得到改善或恢复。

肥胖是脂肪肝的重要原因之一。有人用 B 超 64 例单纯肥胖者进行肝脏检查，发现脂肪肝 33 人，占 54.55%。而有人普查发现肥胖人群中痰湿体质占 73.37%。一项资料报道表明，痰湿体质者 TCH、TG 及 LDL 均明显高于非痰湿体质者。而利痰化湿剂可减轻动物体重，促进脂肪代谢，减低血脂及血液黏稠度，使脂肪肝得到逆转，并可防止肝纤维化发生。

大量研究表明，中药降脂作用主要是通过以下四个途径实现的。一是抑制外源性脂质吸收，如大黄、虎杖、决明子等可促进肠道蠕动减少胆固醇吸收，何首乌所含卵磷脂可阻止胆固醇、类脂质沉积滞留，蒲黄所含植物固醇在肠道能竞争性抑制外源性胆固醇吸收，金银花可降低肠内胆固醇吸收，茵陈可使内脏脂肪沉着减少，槐花可有效降低肝内胆固醇含量，三七、酸枣仁亦可阻止胆固醇吸收及在血管壁堆积。二是抑制内源性脂质合成，如泽泻可减少合成胆固醇原料乙酰辅酶A 的生成，山楂水煎剂可增加胆固醇生物合成限速活力，西洋参茎叶可降低血中脂质，抑制过氧化脂质生成。三是促进体内脂质的转运和排泄，人参皂苷可促进胆固醇的转化、分解和排泄，柴胡皂苷促进血中胆固醇周转，老山云芝多糖刺激清道夫受体途径，整体发挥降脂作用，马齿苋、昆布、紫苏子、酸枣仁、沙苑子、夜交藤、女贞子、月见草子、大黄、虎杖、石菖蒲等均可升高血浆高密度脂蛋白-胆固醇(HDL-C)或载脂蛋白(apoA1),促进脂质转运排泄。四是影响体内脂质代谢,胡桃肉、月见草子、何首乌、山楂、菊花、黄芪等可通过多种机制起到调节脂质代谢的作用。这些研究结果为我们通过调节脂肪代谢治疗脂肪肝提供了可靠的药效学依据,其意义是显而易见的。

临床观察所见,许多中医治法如化痰祛湿法、芳香化浊法、清热利湿法、通里泻下法、活血化瘀法等具有良好的调节血脂的作用,可有效降低 TCH 及 TG,某些方药还有较好的减肥效果。

值得注意的是,何首乌、泽泻等因具有较好的祛脂作用,近年来常作为治疗脂肪肝的首选药物,但亦屡有报道提示这些药物能够引起肝脏损害,使 ALT 升高,临床上应尽量避免应用。

二、抑制炎症反应,促进肝细胞再生

临床所见,脂肪肝患者约有半数以上有酶学指标异常,表现为 ALT、AST 轻度升高,以 γ-GT 升高最为显著与多见,脂肪性肝炎时病理组织学可见在肝细胞气球样变和小叶内混合性炎症细胞浸润及肝细胞点状坏死。因此,在积极治疗脂肪肝的同时进行有效的保护肝细胞,减轻肝实质炎症,从而促使 ALT、AST、γ-GT 复常,并防止纤维化的发生,对于改善脂肪肝的预后具有十分重要的意义,也是脂肪肝临床治疗的重要环节之一。

实验研究证实,生甘草、蒲公英、茵陈、黄芩、板蓝根、栀子、大青叶、虎杖、败酱草、八月札等清热解毒药都有较好的减轻肝实质炎症的作用;丹参、赤芍、红花、川芎、鸡血藤、当归、三七粉等活血化瘀药物则能增加肝脏血流量,从而为肝细胞提供更多的氧供应,以有利于被损肝细胞的修复;山楂、乌梅、木瓜、五味子、青皮、陈皮、佛手、香橼等酸甘化阴药则可改变肝细胞周围的酸碱环境,从而抑制 ALT 的释放;茵陈、田基黄、金钱草、大黄、羚羊角粉、车前草、通草、竹叶、茅根等清热利胆利湿药则有较好的利胆作用,临床用之,可收到较好的护肝降酶、利胆退黄功效;而沙参、当归、枸杞子、桑椹子、百合、炒酸枣仁、熟地黄、炒山药、黄精等滋补肝肾药除有很好的护肝作用外,尤长于白球蛋白比值的调整。

临床实践证明,在对脂肪肝进行辨证治疗的同时,适当加入上述护肝抗炎药物,因果兼顾,对于提高脂肪肝的总体疗效是十分有益的。

三、阻抑肝纤维化的发生和发展

有研究提示，重度肥胖性脂肪肝约有 25% 的患者并存肝纤维化，而其中 1.5%—8.0% 发生或即将发生肝硬化；有学者对 320 例长期嗜酒者肝活检发现，大约 30% 脂肪肝患者并存肝纤维化；研究发现，约 31%—50% 的酒精性脂肪肝合并静脉周围纤维化。采取积极的治疗措施，有效阻抑纤维化的发生和发展对改善脂肪肝的预后意义重大。

阻抑肝纤维化发生和发展的治疗途径有两个，一是抑制胶原纤维的生成，二是促进已形成的胶原纤维的降解和吸收。近年来的研究证实，中医药治疗在这两个方面都有较为确切的作用和疗效，有资料报道，用活血化瘀与补气药组成的中药复方进行实验研究，表明能有效地防治大鼠的肝纤维化，治疗后网状纤维和胶原纤维的沉积明显减少；另有报道，给实验性肝纤维化大鼠肌注丹参提取液可使70% 的大鼠肝脏胶原纤维明显吸收；也有研究证实，桃仁提取物与虫草菌丝对动物肝纤维化有良好的逆转作用，表现为肝纤维化程度减轻、胶原含量减少等。多数研究表明，中药抗肝纤维化研究以活血化瘀药最有希望，活血化瘀可以改善肝脏微循环，增加肝脏血流量，软缩肝脾，促进胶原纤维降解，对防止肝硬化有一定作用。以桃仁、丹参、牡丹皮等活血药为主组成的肝结散，可降低脂质过氧化物（LPO）、型前胶原（PC）、HA 水平，且明显优于秋水仙碱对照组，展示了良好的应用前景。有研究用白术、黄芪、砂仁、青皮、葛花、荷叶组成术葛脂肝消颗粒进行治疗酒精性脂肪肝的实验研究，结果表明该方具有较好的抗脂质过氧化及降低脯氨酸含量，从而减缓细胞损伤产物 MDA 的产生，促进胶原 mRNA 的表达。

研究证实，中医药抗肝纤维化的作用机制主要有以下几个方面：一是减轻肝细胞变性坏死，抑制炎症反应，促进肝细胞再生，祛除肝纤维化的诱发因素；二是抑制肝细胞脂质过氧化反应，祛除具有肝细胞毒性的自由基，诱导细胞素 P450合成，促进细胞外基质（ECM）的降解和吸收；三是抑制 ECM 的活化与增值；四是抑制转化生长因子 β1（TGFβ1）的表达，促进星状细胞（HSC）的凋亡。

上述结论为我们对脂肪肝患者进行抗肝纤维化治疗提供了可靠的理论依据，参考这些临床结果使之成为脂肪肝辨证论治的有益补充，有效地阻抑肝纤维化的发生和发展，对改善脂肪肝的远期预后意义极其深远。

四、祛除病因和诱因，积极控制原发基础疾病

引起脂肪肝的病因与诱因很多，适当进行针对病因的治疗，积极控制原发基

础疾病是脂肪肝防治的最重要一环,临床治疗时应将病因与现证同时纳入辨证,标本兼顾方可提高疗效。

病毒性肝炎特别是慢性乙型肝炎是引起肝脏脂肪变性的重要原因,在治疗时应充分顾及慢性乙型肝炎的临床特点,进行抗病毒治疗、调节免疫治疗及护肝治疗等,使慢性肝炎恢复到最理想的状态,脂肪肝则可因之而减轻或恢复。因此,临床治疗与用药时往往会涉及清热祛湿、凉血活血、清热解毒、滋肾养肝、疏肝健脾等多种治法,这些治法看起来好像没有直接针对脂肪肝,但针对病因的治疗又恰恰是最重要的,一味强调祛脂治疗、舍本求末显然并非相宜。

肝炎患者长期高热量膳食、大量静脉注射葡萄糖、过分限制活动等也是形成脂肪肝的原因之一,应引起足够重视。医者应给予患者合理的膳食指导,肝炎恢复期,应合理补充营养,体力活动做到动静结合,以防止脂肪肝的发生。

糖尿病性脂肪肝的发病率各家报道不一,约为 50%—60%,脂肪肝伴发糖尿病者约为 25%—36.7%。糖尿病时肝脏的脂代谢紊乱、脂蛋白的合成障碍、胰岛素的分泌不足是形成脂肪肝的重要原因,积极有效地控制糖尿病是脂肪肝最重要的防治措施。应当特别注意的是,许多降糖药物包括某些治疗糖尿病的中药如天花粉、泽泻等都具有一定的损伤肝细胞的作用,临床上应慎用,以防对肝脏造成新的损伤,对脂肪肝的恢复带来不利影响。

酒精性脂肪肝(alcoholic fatty liver, AFL)是长期饮酒导致的肝脏脂肪堆积,其发病率近年来迅速增长,我国的一项抽样调查显示,酒精性脂肪肝的患病率已达 23.34%,已成为我国脂肪肝的首位病因。研究表明,日饮酒量在 160 g 以上,10年内脂肪肝的发病率可达 92%以上。治疗酒精性脂肪肝,除应劝告患者必须戒酒外,临床治疗亦可在辨证的基础上适当加入解酒护肝药物以增强肝脏解毒功能,如葛根、葛花、枸杞子、生甘草、黄芩、白术、蒲公英、芦根等,对于提高疗效常有助益。

用药不当可引起各种类型的肝损害,脂肪肝就是常见的肝损害之一,不同药物引起脂肪肝的机制不同,但大多数是由脂蛋白合成和排泄障碍引起的。出现此类情况后应立即停用损肝药物,同时重用护肝解毒药物,如生甘草、栀子、连翘、大黄、白术、败酱草、板蓝根、女贞子、枸杞子、大枣、黄芩等,以增强肝脏解毒功能,减轻肝脏组织损伤,防止肝细胞功能衰竭的发生,促使肝功能尽快恢复。

肥胖者脂肪肝发生率甚高,有资料表明肥胖者半数可有轻度脂肪肝,重度肥胖者脂肪肝的发生率可达 61%—90%。不少学者认为,应当将肝内脂肪看作是体内脂肪的一部分,控制或减轻体重可使脂肪肝程度减轻,临床上除应告诫患者控制饮食、避免高热量饮食、适当运动外,临证时还可应用一些具有减肥功效的中药,如大黄、郁李仁、火麻仁、核桃仁、生地黄、当归等,此类药作用缓和,临床用之常可获效。

上述结论为我们对脂肪肝患者进行抗肝纤维化治疗提供了可靠的理论依据,参考这些临床结果使之成为脂肪肝辨证论治的有益补充,有效地阻抑肝纤维化的发生和发展,对改善脂肪肝的远期预后意义是深远的。

以上四个环节对脂肪肝患者而言可因人而异,或有先有后,或有轻有重,有主有次,临床研究可根据不同情况,或单一环节调治,或多环节并举,这样目标明确,针对性强,较易达到预期的效果。

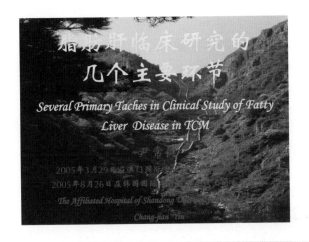

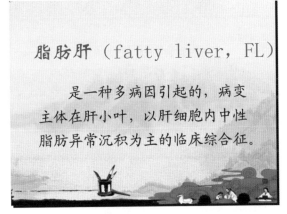

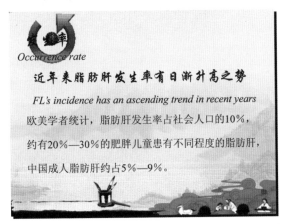

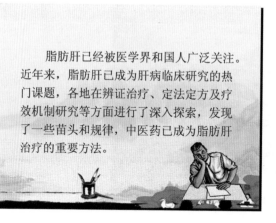

脂肪肝已经被医学界和国人广泛关注。近年来，脂肪肝已成为肝病临床研究的热门课题，各地在辨证治疗、定法定方及疗效机制研究等方面进行了深入探索，发现了一些苗头和规律，中医药已成为脂肪肝治疗的重要方法。

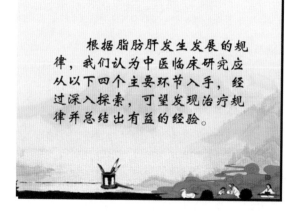

根据脂肪肝发生发展的规律，我们认为中医临床研究应从以下四个主要环节入手，经过深入探索，可望发现治疗规律并总结出有益的经验。

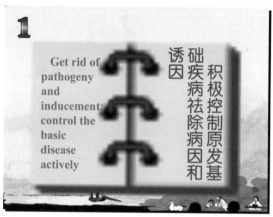

1

Get rid of pathogeny and inducement: control the basic disease actively

积极控制原发基础疾病祛除病因和诱因

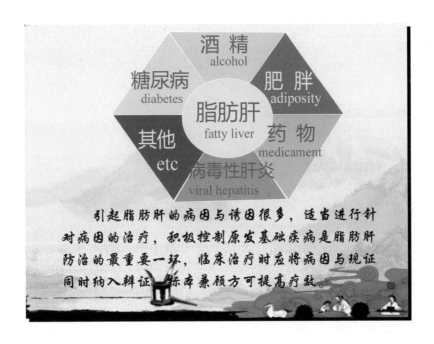

引起脂肪肝的病因与诱因很多，适当进行针对病因的治疗，积极控制原发基础疾病是脂肪肝防治的最重要一环，临床治疗时应将病因与现证同时纳入辨证，标本兼顾方可提高疗效。

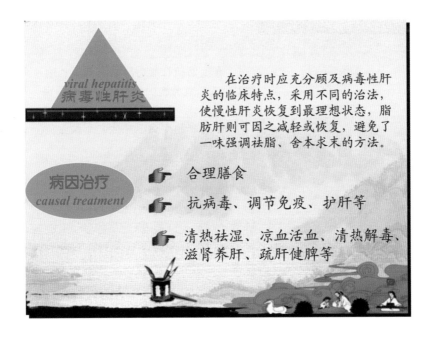

在治疗时应充分顾及病毒性肝炎的临床特点，采用不同的治法，使慢性肝炎恢复到最理想状态，脂肪肝则可因之减轻或恢复，避免了一味强调祛脂、舍本求末的方法。

合理膳食

抗病毒、调节免疫、护肝等

清热祛湿、凉血活血、清热解毒、滋肾养肝、疏肝健脾等

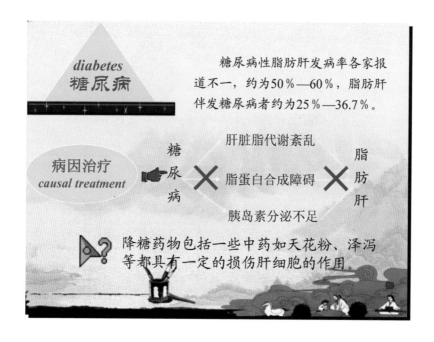

diabetes
糖尿病

糖尿病性脂肪肝发病率各家报道不一，约为50％—60％，脂肪肝伴发糖尿病者约为25％—36.7％。

病因治疗
causal treatment

糖尿病 ✕ 肝脏脂代谢紊乱
脂蛋白合成障碍 ✕ 脂肪肝
胰岛素分泌不足

降糖药物包括一些中药如天花粉、泽泻等都具有一定的损伤肝细胞的作用。

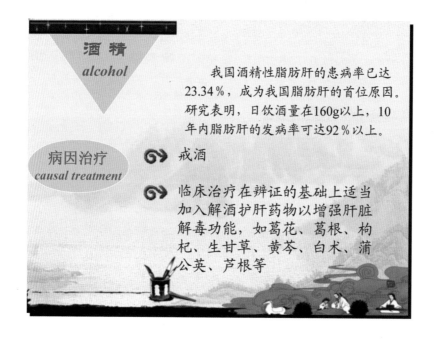

酒 精
alcohol

我国酒精性脂肪肝的患病率已达23.34％，成为我国脂肪肝的首位原因。研究表明，日饮酒量在160g以上，10年内脂肪肝的发病率可达92％以上。

病因治疗
causal treatment

戒酒

临床治疗在辨证的基础上适当加入解酒护肝药物以增强肝脏解毒功能，如葛花、葛根、枸杞、生甘草、黄芩、白术、蒲公英、芦根等

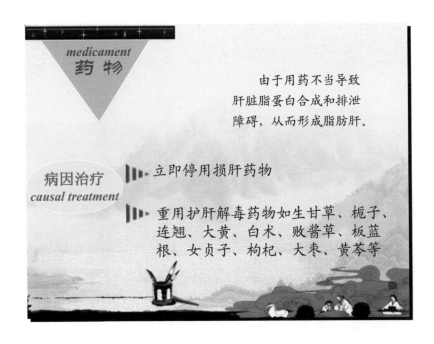

medicament
药　物

由于用药不当导致肝脏脂蛋白合成和排泄障碍，从而形成脂肪肝。

病因治疗
causal treatment

▶▶▶ 立即停用损肝药物

▶▶▶ 重用护肝解毒药物如生甘草、栀子、连翘、大黄、白术、败酱草、板蓝根、女贞子、枸杞、大枣、黄芩等

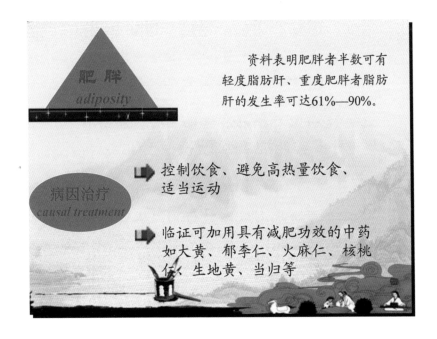

肥　胖
adiposity

资料表明肥胖者半数可有轻度脂肪肝、重度肥胖者脂肪肝的发生率可达61%—90%。

病因治疗
causal treatment

▶ 控制饮食、避免高热量饮食、适当运动

▶ 临证可加用具有减肥功效的中药如大黄、郁李仁、火麻仁、核桃仁、生地黄、当归等

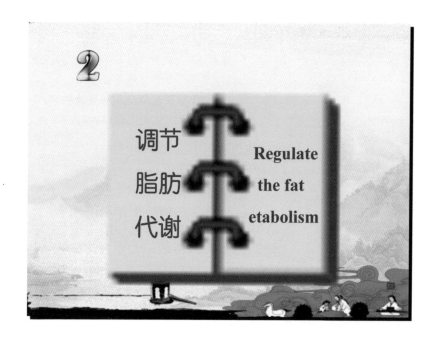

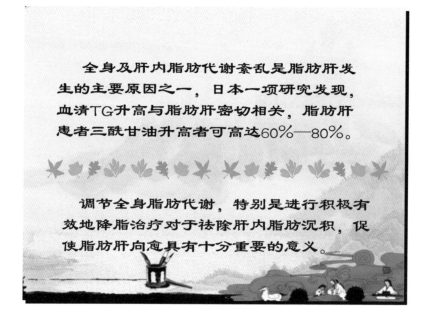

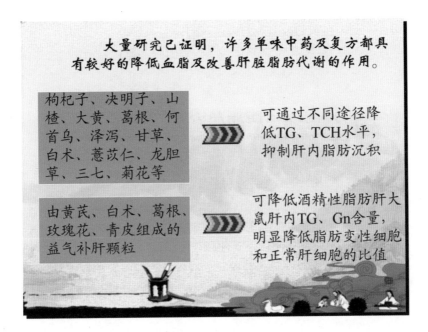

大量研究已证明，许多单味中药及复方都具有较好的降低血脂及改善肝脏脂肪代谢的作用。

枸杞子、决明子、山楂、大黄、葛根、何首乌、泽泻、甘草、白术、薏苡仁、龙胆草、三七、菊花等 ⟫⟫ 可通过不同途径降低TG、TCH水平，抑制肝内脂肪沉积

由黄芪、白术、葛根、玫瑰花、青皮组成的益气补肝颗粒 ⟫⟫ 可降低酒精性脂肪肝大鼠肝内TG、Gn含量，明显降低脂肪变性细胞和正常肝细胞的比值

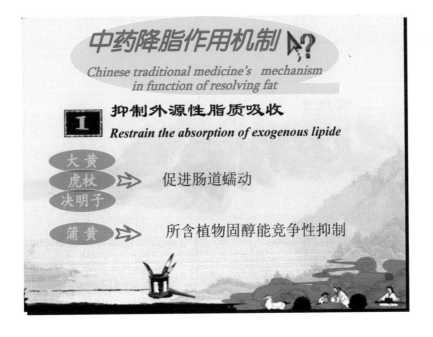

中药降脂作用机制

Chinese traditional medicine's mechanism in function of resolving fat

1 抑制外源性脂质吸收

Restrain the absorption of exogenous lipide

大黄
虎杖 ⟹ 促进肠道蠕动
决明子

蒲黄 ⟹ 所含植物固醇能竞争性抑制

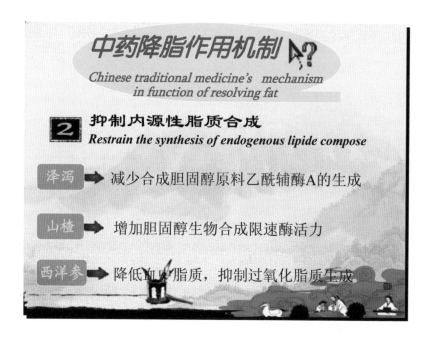

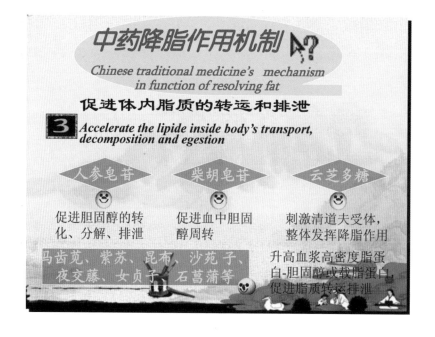

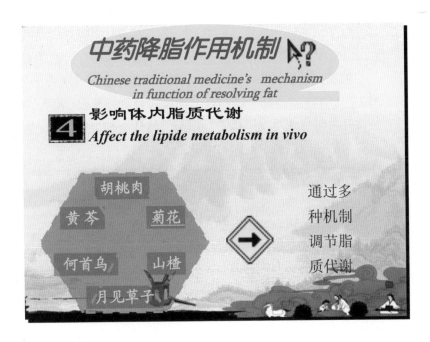

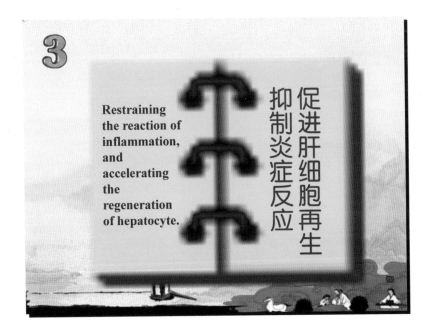

脂肪肝患者约有半数以上有酶学指标异常，表现为ALT、AST轻度升高，以γ-GT升高最为显著与多见。脂肪性肝炎时病理组织学可见肝细胞气球样变和小叶内混合性炎症细胞浸润及肝细胞点状坏死。

现代研究证实，中药具有不同程度和途径的护肝降酶作用，在对脂肪肝辨证治疗的同时，适当加入护肝抗炎药物，因果兼顾，对于提高脂肪肝的总体疗效是十分有益的。

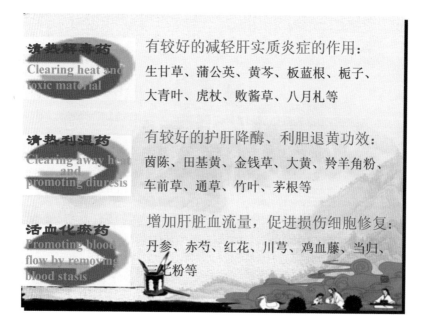

清热解毒药 Clearing heat and toxic material	有较好的减轻肝实质炎症的作用：生甘草、蒲公英、黄芩、板蓝根、栀子、大青叶、虎杖、败酱草、八月札等
清热利湿药 Clearing away heat and promoting diuresis	有较好的护肝降酶、利胆退黄功效：茵陈、田基黄、金钱草、大黄、羚羊角粉、车前草、通草、竹叶、茅根等
活血化瘀药 Promoting blood flow by removing blood stasis	增加肝脏血流量，促进损伤细胞修复：丹参、赤芍、红花、川芎、鸡血藤、当归、三七粉等

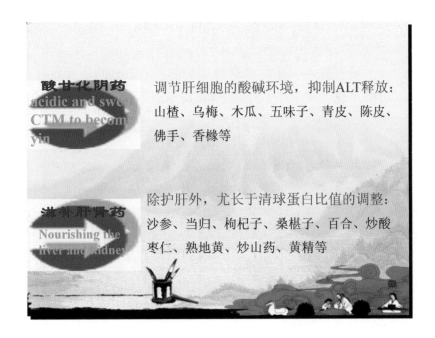

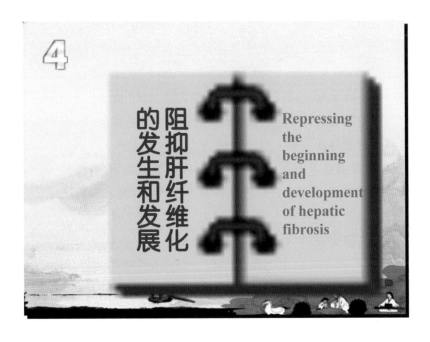

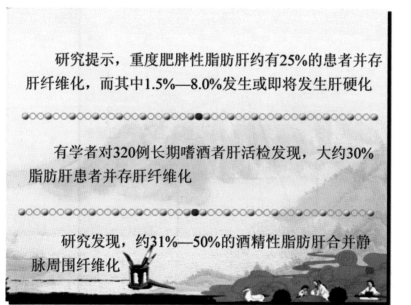

研究提示，重度肥胖性脂肪肝约有25%的患者并存肝纤维化，而其中1.5%—8.0%发生或即将发生肝硬化

有学者对320例长期嗜酒者肝活检发现，大约30%脂肪肝患者并存肝纤维化

研究发现，约31%—50%的酒精性脂肪肝合并静脉周围纤维化

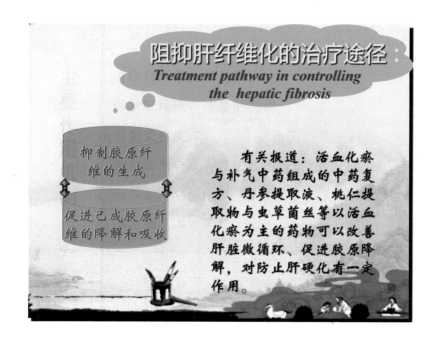

阻抑肝纤维化的治疗途径
Treatment pathway in controlling the hepatic fibrosis

抑制胶原纤维的生成

促进已成胶原纤维的降解和吸收

有关报道：活血化瘀与补气中药组成的中药复方、丹参提取液、桃仁提取物与虫草菌丝等以活血化瘀为主的药物可以改善肝脏微循环、促进胶原降解，对防止肝硬化有一定作用。

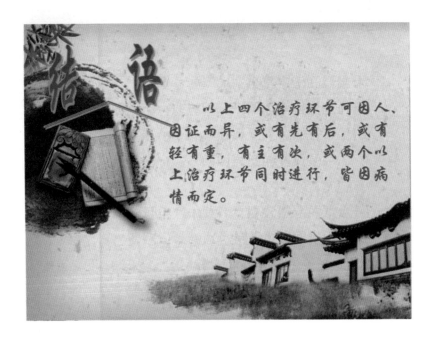

中医药抗肝纤维化的作用机制

The mechanisms of traditional Chinese medicine resisting hepatic fibrosis

- 减轻肝细胞变性坏死，抑制炎症反应，促进肝细胞再生，祛除肝纤维化的诱发因素

- 抑制肝细胞脂质过氧化反应，祛除具有肝细胞毒性的自由基，诱导细胞色素P450合成，促进ECM的降解和吸收

- 抑制ECM的活化与增殖

- 抑制TGFβ1的表达，促进HSC的凋亡

结语

以上四个治疗环节可因人、因证而异，或有先有后，或有轻有重，有主有次，或两个以上治疗环节同时进行，皆因病情而定。

中医药在肝癌中西医结合
治疗中的疗效体现与适宜路径

　　我国对中医药治疗肝癌的临床及相关的实验研究已进行了多年，积累了许多宝贵的经验，也取得了一些极具价值的成果，国标《中医临床诊疗术语》正式提出肝癌病名并做出明确定义，《中国原发性肝癌诊疗指南》也将中医药治疗作为肝癌系统治疗(全身治疗)的重要内容列入，所有这些都为丰富肝癌的临床治疗学内容发挥了重要作用。

　　与此同时，我们也应该清醒地认识到目前中医药治疗肝癌尚未形成完整系统的理论框架，也未建立起公认的临床诊疗规范，对于中医药治疗的疗效体现、参与时机、参与方式、主要方法等一些基本的理论和实践问题均未形成必要共识，《指南》有关中医药内容的表述也远不够全面与准确，因此，各地对中医药治疗肝癌的研究尚缺乏统一规范的理论指导，还带有很大的随意性，这无疑阻碍了这一领域研究的深入开展。

　　有鉴于此，本文对中医药治疗肝癌的一些基本的理论和实践问题略述己见，以供肝病学术界同仁参考。

一、中医药治疗肝癌的疗效体现

　　中医药治疗肝癌的疗效在表现形式上主要分为整体疗效与局部疗效、近期疗效与远期疗效、疾病疗效与生存质量变化等，而在疗效实质上则主要体现在以下几个方面。

（一）治疗作用

1. 直接治疗作用

直接治疗作用主要反映在两个方面。其一，大量实验研究和临床观察表明，某些单味中药如蚤休、半枝莲、白花蛇舌草、山慈姑、灵芝等，某些中药提取物制剂如鸦蛋子油、斑蝥制剂、莪术提取物制剂榄香烯乳注射液、薏苡仁提取物制剂康莱特等及某些中成药如华蟾素注射液、肝复乐片等均具有较为肯定的直接杀伤肿瘤细胞和抑制其生长增殖，抑制癌细胞 DNA、RNA 和蛋白质合成，阻滞肝癌细胞从 G0/G1 期进入 S 期，抑制其增殖，并迅速导致其凋亡，降低其侵袭性等效能，从而发挥抗肿瘤作用。有些治法和方药还具有抗转移、延长生存期等效果。其二，大量临床观察证实，中医药治疗可对肝癌患者不同阶段的症状和体征（中医证候）有直接治疗作用，如止痛、退热、消食、消胀、退黄、止血等，因辨证论治就是以证候为立法组方依据的，针对性较强，故收效一般较为快捷。症状体征的改善可直接对临床过程产生良性影响。某些中成药也有较为确切的消除或减轻症状、体征的效果，如有报道用自制普陀膏外贴患处，观察中晚期肝癌 67 例的镇痛效果，结果 56 例疼痛消失，9 例减轻，总有效率达 96.7%。

2. 间接治疗作用

实验和临床研究还证实，某些中医治法、中药复方、单味中药及中成药还可调节人体免疫功能，恢复神经-内分泌功能的平衡，纠正机体内环境紊乱，提高机体抗病能力，增强机体对化疗的耐受性，促进蛋白合成，抑制病灶发展、恶化，延长生存期，调动人体的自愈力等，这些均可视为间接治疗作用，因为这些作用虽非直接针对肝癌本身，但却可通过这些综合效能改善患者预后，提高整体疗效。

（二）协同作用

协同作用主要表现在增效和减毒两个方面。

1. 增效作用

增效是指中医药参与肝癌治疗后所发挥的增强其他治疗如手术、化疗、射频、放疗及生物靶向治疗等方法的疗效及作用，增效作用主要有赖于一是中医药部分直接治疗作用与其他疗法作用相加使疗效提高；二是中医药的部分间接治疗作用，如免疫调控、改善机体内环境等都可以促使其他治疗方法的效能提升，这样就可能达到 1+1>1 或=2 或>2 的效果。

2. 减毒作用

化疗、放疗、射频消融及生物靶向治疗等均存在不同程度的脏器组织的生物毒性从而引发各种毒副反应,患者深受其所苦,这既影响疗效,又可降低患者的治疗依从性。中医药治疗的减毒作用主要表现在两个方面。其一是某些中药具有增强肝脏解毒功能的作用,如甘草对许多药物具有吸附作用,可减少机体对毒物的吸收;甘草、黄芩等有效成分可水解释放出葡萄糖醛酸与毒物结合;甘草、五味子能促进肾上腺皮质释放糖皮质激素,从而拮抗应激反应等。其二是中医药根据不同的临床证候进行辨证论治可减轻或消除上述治疗的毒副作用所引起的临床症状,减轻患者痛苦,提高治疗依从性,从而改善临床过程。

(三)善后作用

善后作用是指在进行手术、放疗、化疗、消融、靶向等治疗后序贯应用中医药治疗,以达到巩固疗效、减少转移、防止复发、增强体质、提高生存质量及延长生存期等目标,实践证明某些中医治法如益气健脾、滋肾柔肝、益气养阴等和相应方药综合调理,确可发挥较好的带瘤生存、带瘤延年等善后作用。

(四)预防作用

中医药的预防作用体现在以下两个方面。其一,阻断肝硬化向肝癌转化,有人报道小柴胡汤能防止肝硬化转化为肝癌,特别是对非乙型肝炎肝硬化的肝癌发生率有明显影响。其二,AFP 是肝癌诊断和预后的首要标志物,在慢性乙型肝炎患者中 AFP 持续高水平升高(>400 ng/ml),往往预示着癌变倾向或是早期肝癌已经形成。AFP 有复杂的生物学功能,能刺激人肿瘤细胞增生,并具有免疫抑制作用。因此,有效地使持续升高的 AFP 值降至正常水平,或可阻抑肝癌的发生,从而发挥预防作用。尹常健教授运用一组具有较好抑癌作用的中药如蚤休、半枝莲、蛇舌草、莪术、苡米、山慈姑等组成中药复方治疗 AFP 持续阳性患者,收到较好效果。汤钊猷院士曾治疗一例乙肝病毒携带者、伴有 AFP 低浓度持续阳性,一般认为这样的不伴有肝病活动依据,"AFP 低持续阳性"患者大多在一两年后出现肝癌,而该例患者使用逍遥散加减的中药复方后,21 年来未发现肝癌,2018 年末次就诊仍未发现肝癌。这些都可说明某些中药确有一定的预防作用,当然,确切的预防效果还需要进行更深入的机理研究并有赖于更高级别的循证医学证据。

二、中医药参与治疗的时机

由于辨证论治是中医药主要的治疗方法,因证立法,因法组方,依方选药,具有很强的灵活性与整体性,可适用于肝癌的不同阶段和不同环节,因此,适应症范围甚广,参与的机会甚多。汤钊猷院士提出中医药治疗肝癌有三个层面。一是中医可作为主要疗法,适用于小肝癌伴 Child C 级肝硬化、不能耐受手术、介入疗法、不能做肝移植者;肝癌有多个结节、化疗栓塞术失败而局部消融又难实施者;大肝癌伴 Child B-C 级肝硬化,而无法手术/TACE/放疗者。二是作为手术/放疗/化疗/局部/靶向治疗的辅助疗法,达到促进治疗后的康复,改善症状,降低由于治疗引起的免疫抑制,减少治疗后复发转移,延长生存期。三是作为姑息性疗法,适用于晚期患者,以改善生活质量,延长带瘤生存。汤院士这一概括符合临床实际,是非常准确的。

三、中医药治疗的两大途径

（一）以病为靶点

以病为靶点,随证加减,从局部延伸到整体,这是目前中医药最为常用的治疗途径。以肝癌局部疾病本身为治疗靶点,根据肝癌病变的实质与演变规律及相应的检测指标的异常,参考某些抗癌中药的现代药理学结论,组成专病专方,在专方专药基础上再根据病人体质状况及症状体征等辨证加减用药,使方药既有"病"的明确指向,又有"证"的具体针对,使治疗既符合"病"的治疗需要,又适合"证"的改善需求,可望收到"病"与"证"的双重改善,这是由局部延伸到整体,同中求异。目前常用的一些专病专方和治疗肝癌的中成药就主要是采用这一途径来完成的。

（二）以证作目标

以证作目标,在辨证论治的基础上适当加入某些药理研究证实确有抑癌作用的中药,这也是临床上最为常用的治疗方式,这是由宏观到微观,从辨证到辨病,是异中求同,既可治疗改善或消除患者的临床证候,又能对肝癌疾病本身及由此导致的客观指标异常有较好的针对性。尹常健将肝癌辨证为肝气郁滞、气滞血瘀、湿热蕴结、脾虚湿困、肝肾阴虚等五大证型进行证治,齐元富等以健脾理气法、清热利湿法、活血化瘀法、软坚散结法及以毒攻毒法等五大治法对肝癌进行辨治等都是这一治疗途径的很好体现。在不同的证型运用相应治法治疗的基础上均应适当加入某些抑癌的中药,病证兼顾,标本同治,所追求的是"证"与"病"的双重疗效,实践证明这一途径是可行的。

四、中医药治疗的主要方法

(一)单独用

单独应用中医药治疗一般是指对不能耐受和难以实施手术、放疗、化疗等及其他治疗的患者,可单独应用中医药作为姑息疗法,多以辨证论治为主,以改善患者症状,减轻患者痛苦,提高生存质量为目标;其次是对单纯 AFP 持续低浓度阳性而无其他肝病活动证据的患者,可选用某些具有抑癌作用的中药组成专方进行以降 AFP 浓度为目标的预防性治疗。

(二)联合用

临床上中医药与其他治疗方法联合应用十分普遍,对于进行手术、放疗、TACE 及靶向治疗的患者,可在肝癌病程的不同阶段和治疗的不同环节联合应用中医药治疗作为辅助之用,最大限度地发挥中医药增效、减毒和纠偏的综合效能。

(三)序贯用

序贯用一般是指肝癌患者经过手术、TACE、放疗、射频消融等治疗甚至肝移植后再用中医药治疗,主要是巩固疗效,改善仍然存在的症状和体征,增强患者体质,从而改善疾病的预后,中医药作为序贯治疗临床上最为常用,也较易收效。

在以上中医药主要方法的应用过程中,还需分别选择内治(口服药物),外治(敷贴、针灸等)或内外结合等具体方法,以适应不同的病情需要。

五、建构肝癌中西医双诊双治的诊疗新模式

建构中西医双诊双治的诊疗新模式是中西医结合的终极目标,肝癌亦然。所谓双诊双治是指对每一位肝癌患者既做出西医"病"的诊断,又做出中医"证"的辨识;根据病情及不同环节的治疗需要和中西医各自的作用特点确定中西医参与的恰当时机,选择单用西医或单用中医,先用西医或先用中医或中西医并用等不同的治疗方案,中西医双诊双治,取长补短,使患者得到最全面、最准确和恰当的治疗,最终建构起肝癌中西医结合的双重诊疗新体系。

中成药临床应用的现状、问题及对策

中成药即中药成品药,泛指以中药为原料、以某种特定工艺研制而成的中药剂型。近年来,中成药的临床应用日趋广泛,应用的范围和领域不断扩大。目前,中成药已几乎涵盖了临床各专业、各系统疾病的治疗过程,以冠心病为例,调查显示,约有超过 70% 的冠心病患者长期应用中成药治疗。因此,中成药已经成为中医、中西医结合临床治疗的重要方法和手段。这一现状也极大地激发了中成药新药研制的热情,成为中医药科技和制药企业中药研发的强大推动力。资料显示,我国中药品种的年销售额呈递增趋势,近 10 年中成药销售额增长 10.85 倍,高于药品销售额 15.7 倍,高于化学药品销售额 15.6 倍,高于中药汤剂 12.28 倍。中成药销售额占药品总销售额由 13.7% 增加至 24%,增幅高达 75%。如何合理应用中成药也就成为中医、中西医结合临床诊疗的重大课题而日益引起人们的广泛关注和重视。现从中医临床诊疗的视角,就中成药应用的现状、存在问题及合理应用的相关问题浅述于后,以供同道参考。

一、中成药的分类

常用中成药大致可分为三类,即传统中成药、现代中成药和中药提取物制剂。

(一)传统中成药

所谓传统中成药并不仅仅是指其研制和应用的历史悠久,更重要的是传统中成药以中医病因病机和相应的中医证候作为针对目标,即只针对中医相应的"证"而不针对西医固定的"病",无论何种西医疾病只要有相应证候者均可用之。传统中成药以君臣佐使为配伍原则,以膏、丹、丸、散为主要剂型,如逍遥丸、龙胆泻肝丸、杞菊地黄丸等。

（二）现代中成药

现代中成药是近几十年特别是近 20 年来各地在总结中医、中西医结合临床研究新经验、新成果的基础上，以西医"病"为治疗目标，以中医辨证论治之"证型"为适应症和组方依据，按中医药新药质量标准和工艺要求研制的一类中成药。这类中成药在体现中医辨证论治特色的同时，更多地借鉴了现代医学的新成果，摸索、创立和采用了许多中药新药制剂的新的规范和工艺质量标准，体现了更多的现代科学元素。主要剂型为胶囊、片剂、颗粒、口服液、丸剂等，如抗炎护肝之降酶灵、护肝片，治疗肝硬化之扶正化瘀胶囊、安络化纤丸，治疗心律不齐之正心泰、稳心颗粒，治疗心肌缺血之复方丹参滴丸等。

（三）中药提取物制剂

中药提取物制剂是指以西医疾病或某一病理变化或某一客观指标异常为治疗靶点，以中药现代药理学结论为依据，采用现代科学方法和技术从一种或多种中药中提取有效单体或成分，以特定工艺制成的新药制剂，如从甘草中提取甘草酸单胺或甘草酸二胺制成强力宁、甘利欣和天晴甘平，从五味子中乙醇提取并合成五味子丙素制成联苯双酯，用以抗炎护肝，治疗各种肝炎；用茵陈、栀子、黄芩、金银花的提取物制成茵栀黄颗粒等治疗高胆红素血症。由于这类药物以西医"病"为治疗靶点，采用现代科学方法和技术，因此，对这类制剂的分类向来多有争议，有人认为这类药应划归西药范畴。个人认为，就中成药即中药成品药的概念而言，用中药成分研制的成品药归为中成药是完全可行和恰当的，这种分类方法也更有利于指导临床，这类药主要剂型如片剂、胶囊、胶丸、注射剂等。

二、中成药临床应用的重要意义

（一）丰富和完善中医、中西医结合临床治疗学内容的重要路径

近年来，随着中医、中西医结合临床研究的深入开展，临床治疗的新方法、新药物不断增加，但在许多疾病治疗的许多领域和环节仍有众多难题没有解决或解决得不好，总体而言，治疗手段和药物还是很有限的，迫切需要不断增添新的药物用于临床，同时由于中药复方汤剂本身的局限和不足，也需要更多中成药进行方法学完善，而中成药的广泛应用在某种程度上正可以弥补这些局限和不足，从而成为丰富完善疾病治疗学内容的重要路径，也是进行中医院剂型改革，实现多途径给药的主要渠道。

（二）克服传统中药复方汤剂治疗局限性的有效方法

传统中药复方汤剂治疗是在辨证论治的基础上进行的，虽然具有整体调控、因人因证而异、灵活用药等优势，而汤剂口服又具有吸收较充分、吸放较快捷等特点，但在适应症限制和治疗依从性等方面的局限性往往难以克服。另外，诊断方法的直观笼统性、处方用药的主观随意性等不足也还远未解决。汤剂量效关系较难明确，临床疗程常难确定，调方指征不易把握等缺陷更在很大程度上影响了临床治疗的进程和疾病预后，成为临床研究的短板。相对而言，中成药剂量固定，量效关系较易明确，疗程较易确定，疗效评判相对客观，人为影响因素较少，这对于中医、中西医结合临床学术研究的理论意义与实用价值都是不言而喻的。

（三）提高患者中医治疗依从性的重要途径

临床上很多疾病特别是慢性疾病，治疗环节多、临床疗程长，长期汤剂口服的依从性难度显而易见，危重症时汤剂口服的局限性和困难更为突出和严重，另外，大学生、农民工等特殊群体汤剂治疗往往更难进行。不同剂型的中成药易于保存、便于携带和服用，适用于绝大部分患者，也适用疾病轻、中、重等不同临床阶段，无疑是提高患者治疗依从性的最佳途径。

三、中成药的优势与不足

如上所述，与中药复方汤剂相比，中成药治疗靶点与作用机制基本清晰，中成药有效组分基本明确，含量稳定，量效关系相对明确，临床疗程较易确定，便于保存携带、服用方便，适应症限制较少，治疗依从性较好等。

当然，这些优势都是相对的，从目前常用中成药看，还存在许多局限和不足甚至缺陷。首先，中成药疗效力度相对不足，应用单一品种，中成药疗效一般小于中药汤剂，因为中成药原处方药味和剂量一般均偏小；其次，现代中成药研制针对的靶点是西医疾病，而确立治法却必须以中医"证"为依据，组方则必须以君臣佐使为原则，由于当前中西医还远没有实现真正的理论沟通和衔接，中医"证"与西医"病"之间并不一定完全对应和相关，有时甚至出现背离，这就为现代中成药研制带来很大的理论障碍和方法学误区，中成药的作用功效与适应症之间常会出现分离现象，给临床选用带来困难，也往往难以达到中医"证"与西医"病"同步改善的理想目标；再次，目前，部分中成药往往缺乏高等级的循证医学证据，临床试验样本一般较小，结论往往难以令人信服，也使实际疗效大打折扣。

四、中成药应用的现状与问题

(一)应用现状

当前中成药临床应用现状从总体而言尚处于无序状态，距规范合理应用相距甚远，主要表现在：一是由对中成药处方权无任何资质要求，使临床应用中成药的医生十分普遍，中医用、西医用、专家教授用、普通医生用、实习医生用，甚至患者自行购药用；二是应用机构涵盖面甚广，表现在大医院用、中小医院用、个体诊所用，中医院用、西医院用、中西医结合医院也在用；三是针对某些病种的中成药品种过于繁多，以冠心病为例，我国目前批准的治疗冠心病的中成药有 349 种，剔除同方而剂型不同的品种，仍有 207 种，这其中某些中成药往往针对病机相近、组方雷同、适应症相似、方药组成大同小异，使人在选择应用时无所遵循。凡此种种应用乱象也就必然使中成药临床应用存在的问题多多。

(二)存在问题

当前中成药应用普遍存在以下三大问题。第一，盲目用，首先是不辨证，药证不符或相悖的状况时有发生，甚至作用于不同中医病因病机的中成药混杂应用，如冠心病气滞血瘀证用血府逐瘀胶囊加生脉胶囊，或生脉胶囊加血塞通片加心宝丸等；其次是不辨病，治疗靶点不明确，针对目标不清晰。第二，叠加用，一是同类中成药重复使用使药味和药量发生叠加又不能起到相须配伍的作用，如冠心病心肌缺血的复方丹参滴丸与速效救心丸同用，或黄芪注射液与生脉注射液同用，慢性乙型肝炎湿热证，茵莲清肝颗粒与双虎清肝颗粒同用等；二是具有类似作用的中西药物并用而无视其协同作用，如在应用极化液、能量合剂、心酰胺的同时，再加用黄芪注射液、生脉注射液等。第三，重复用，同类药物多途径给药重复应用，如甘草制剂注射剂甘利欣与天晴甘平胶囊同时应用，汤剂生脉散加生脉胶囊加生脉注射液同用等。

(三)可能后果

目前，中成药的应用现状和问题可能导致的后果主要为浪费医药资源，加重病人负担，或有不良反应及潜在的安全性隐患，甚至产生医源性危害，理应引起我们的足够重视。

五、临床应对的总体策略

从根本上解决我国中成药临床应用的混乱现状和问题，需从多方面同时展开，如职能主管部门应切实加强对中成药研制的监管力度，特别是解决好各病种之间中成药研制品种数量的不均衡现象,严格审批程序,切实保证中成药的实用性、有效性和安全性;学术团体应根据某种疾病的临床需要和中成药品种的实际状况,制定相应的中成药应用指南,对临床医生正确应用中成药发挥引领和指导作用;中医临床教科书应适当列入对某一病、某一证、某一环节公认安全有效的某些中成药,并将其视为与中药复方辨证同等重要的内容。

六、以肝病为例论中成药临床应用的主要方法

(一)单独用

病情较轻或疾病恢复期善后治疗时可选择相应的中成药单独应用, 如慢乙肝患者肝功、影像学、病毒指标等基本正常,仅有胁痛肋胀、烦躁易怒等证者则可单独用逍遥丸、疏肝丸等;食少腹胀者可单用六味能消胶囊;腰膝酸软、二目干涩者可单用杞菊地黄丸;肝硬化腹水患者经治疗腹水消失后,也可单独用扶正化瘀胶囊或安络化纤丸等较长期应用,以巩固疗效。

(二)联合用

1. 与抗病毒药联合

对于具备抗病毒治疗指征的慢乙肝、慢丙肝、肝硬化患者,除正确运用抗乙肝病毒和抗丙肝病毒药物治疗外, 可根据患者不同的中医证候选用相应的中成药,如慢乙肝肋痛腹胀、胁下痞块、便溏等证可选用疏肝健脾之肝达康,如见恶心厌油、食少纳呆、大便不爽、小便黄赤等湿热证者则可选用双虎清肝颗粒或茵莲清肝颗粒,如身黄、目黄、尿黄、胆红素升高者可选用茵栀黄颗粒等,肝硬化、肝脾肿大者可选用安络化纤丸、复方鳖甲软肝片等。中成药与抗病毒药联合用,因果兼顾,可以提高疗效,改善预后。

2. 与护肝药联合

肝脏活动性炎症表现为 ALT、AST 等生化指标异常升高者,可根据病情选用相应的中成药如甘草制剂、五味子制剂、水飞蓟素制剂等与谷胱甘肽、门冬氨酸鸟氨酸、硫普罗宁、肌苷及维生素护肝药物联合应用。

3. 与利水药联合

 肝硬化腹水患者在用西药利水或中药复方利水治疗的同时,可酌情选用扶正化瘀胶囊、安络化纤丸和络舒肝胶囊等抗纤维化和肝硬化的中成药联合应用,标本兼顾;如活动性肝硬化 ALT、AST 升高可选用护肝中成药如水林佳、当飞利肝宁等与利水药联合应用。

4. 与介入治疗联合

肝癌患者具备介入治疗适应症者,可在介入治疗时,选用康赛迪或楼莲胶囊等具有抗肿瘤作用的中成药同时应用,以提高疗效。

5. 与中药汤剂联合

与中药汤剂联合应用主要有两个目的:一是发挥增效作用,如中药退黄汤剂联合中成药甘草制剂可提高退黄效果;二是兼顾两个以上的针对目标,如慢乙肝 TBIL 升高,同时表现为恶心厌油、纳呆腹胀、困重乏力、大便不爽、小便黄赤者,就可选用茵栀黄颗粒针对黄疸,中药辨证可用芳香化湿、调中和胃的中药复方重点针对临床证候,则有望达到客观指标与证候的同步改善。

6. 两种中成药联合

两种中成药联合用一是为增效,二是兼顾两个或两个以上的治疗目标,如慢乙肝 ALT 升高、TBIL 升高,就可选用甘草制剂和茵栀黄颗粒联合用,以使 TBIL和 ATL 均获得改善或复常。

(三)交替用

交替用有两种情况:一是与中药复方汤剂交替用,主要目的是在保证疗效的基础上提高患者的治疗依从性,如肝硬化患者疗程长,长期服用复方汤剂会使依从性下降,可采用汤剂与相应的中成药以 3 天/2 天或 3 天/1 天或 2 天/1 天的频率交替服用,既可以发挥中药辨证复方的整体性和灵活性,体现个体化诊疗特色,又减轻了患者的依从性难度,同时又保持了药效的连续性;二是两种中成药交替用,如慢乙肝患者表现为胁胀肋痛、烦躁易怒、头晕目眩、肝脾肿大等气郁络阻证候者,可用逍遥丸与和络疏肝胶囊 1 天/1 天交替服用,二者虽都有疏肝行气功效,但前者重在疏达肝气,后者重在通络止痛,交替用既避免了类似中成药的重复使用,又可收到两个方面的疗效。

(四)序贯用

序贯用主要用于各种疾病的善后治疗,目的在于巩固取得的疗效。

1. 先用护肝药再用中成药

对肝脏活动性炎症可先用中西护肝药,待生化指标复常后再用中成药,如具有清热利湿、清肝利胆的中成药既可巩固护肝疗效,又可使相应的临床症状得到改善。

2. 先用利水药再用中成药

腹水病人先用中西利水药物治疗,腹水消退后则可酌情选用参苓白术丸、扶正化瘀胶囊或济生肾气丸等以巩固疗效,防止腹水再生或延缓腹水再生的时间。

3. 先用中药汤剂再用中成药

对某些肝病或肝病的某些阶段可先用中药汤剂发挥其量大力专、吸收充分、收效快捷的特点,待病情缓解或主要目标得以解决或减轻后再服用相应的中成药以作后续治疗,如黄疸病人可先用汤剂,黄退或黄退大半后再用茵振黄颗粒等中成药。

(五)把握肝病中成药临床应用的技术细节

1. 同类中成药应区分其作用功效的细微差别

同类中成药是指治法功效和适应症类同的中成药,如扶正化瘀胶囊、安络化纤丸、复方鳖甲软肝片、和络疏肝胶囊是目前国内最常用的一组治疗纤维化、肝硬化的中成药,都具有活血化瘀化积消症的作用功效,适应症均为肝纤维和肝硬化,但由于方药组成的差异,它们的作用功效也还是有很多细微差别的。一般而言,扶正化瘀胶囊长于扶正,宜用于肝硬化气血亏虚或脾切除术后;安络化纤丸长于清利,宜用于肝硬化兼有湿热证候者;复方鳖甲软肝片长于散结,较宜用于肝硬化有实性结节者;而和络疏肝胶囊则长于止痛,较宜用于胁肋胀痛者。再如水林佳、西利宾胺、当飞利肝宁均为水飞蓟制剂,都具有护肝作用和功效,但水林佳采用卵磷脂分散技术,不但使吸收和生物利用度大大提高,还具有调节脂质代谢的作用,更适用于脂肪性肝病;西利宾胺能增高肝细胞微粒体酶的活性,加速肝脏解毒功能,更宜于中毒性肝损害如药物性肝损伤;而当飞利肝宁除有护肝作用外,兼能清热利湿、益肝退黄,更宜于肝损伤而兼有肝胆湿热证候者。

2. 选择适宜剂型

肝硬化门脉高压伴食管静脉曲张患者不宜选用胶囊而宜用片剂或颗粒剂,血糖升高者则不宜用含糖的颗粒剂等。

3. 应用禁忌

肝癌患者不宜用活血化瘀中成药,以防止癌细胞扩散和转移;腹水患者不宜用甘草制剂,以防止水钠潴留;另外约有近半数肝病中成药不良反应和应用禁忌的标注尚不明确,但是应用这类中成药的医生却应当十分明确,应根据病情和药物组成对可能出现的不良反应和应用禁忌做出判断和预测,以切实避免不良反应的发生。

4. 防止某些生化指标停药后发生反跳

五味子制剂、甘草制剂、水飞蓟素制剂等在停药后都有不同程度的反跳率,防止生化指标停药后反跳一般可采用以下措施：第一，递减用量，如五味子制剂、甘草制剂等应用时在生化指标复常后可不立即停药，应递减用量，缓慢停药，以减少反跳发生；第二，改变剂型，如用甘利欣、天晴甘美等注射剂治疗 ALT、AST 复常后，可改用天晴甘平胶囊口服维持，然后缓慢停药；第三，改换品种，如五味子制剂以联苯双酯起效最快，作用最强，停药后反跳率也最高，而五酯颗粒次之，降酶灵又次之，护肝片更次之，用联苯双酯治疗 ALT 复常后，可先换用五酯颗粒，一个相对固定的疗程之后，再根据需要依次换用降酶灵、护肝片等，由强到弱，以达到防止生化指标反跳的目标。笔者临床所见这些确不失为可行方法。

中成药的研制与临床应用是中药剂型改革的客观需求，也是实现中药多途径给药的必由之路，对拓宽中医药的适应症范围，扩展中医药学术研究领域，提高患者治疗依从性，都具有十分重要的理论意义和实用价值，我们一定要正视当前中成药在临床应用中普遍存在的问题，在行政监管和专业技术两个层面采取切实有效的措施，最终形成中成药的应用规范，更好地服务患者，并为丰富中医药的临床治疗学内容做出更大的贡献。

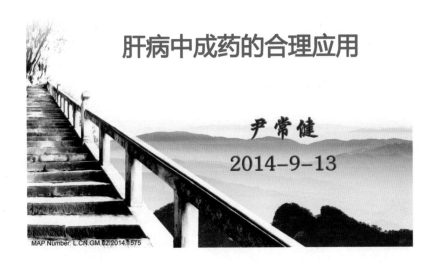

肝病中成药的合理应用

尹常健

2014-9-13

MAP Number. L.CN.GM.02.2014.1575

肝病中成药临床应用的意义

1 丰富肝病中医、中西医结合治疗学内容的重要武器

2 实现肝病多途径给药的客观需求

3 提高患者中医治疗依从性的重要途径

4 克服传统中药复方汤剂局限性的有效手段

肝病中成药的分类

1.传统中成药	以中医"证"为针对目标
	以"君臣佐使"为配伍原则
2.现代中成药	以西医"病"为治疗靶点
	以中医"辨证论治之证型"为组方依据
3.中药提取物制剂	以西医疾病或病理变化为治疗目标
	以现代药理学结论为依据（有效单体）

注：有人认为中药提取物制剂不应视为中成药，从中成药的概念而言，中药提取物制成的成品药称之为中成药是完全可以的。

肝病中成药的主要剂型

主要剂型	举例
片剂	复方鳖甲软肝片
胶囊	扶正化瘀胶囊
丸剂	安络化纤丸
颗粒	茵栀黄颗粒
合剂	四物口服液
注射剂	天晴甘美、香丹注射液、肝炎灵注射液

肝病中成药的优势

- · 1.作用靶点与作用机制基本清晰；
- · 2.有效组分基本明确，含量稳定；
- · 3.量效关系相对明确；
- · 4.临床疗程较易确定；
- · 5.便于保存携带；
- · 6.临床服用方便；
- · 7.适用各型（轻、中、重）患者；
- · 8.治疗依从性较好。

当然，这些优势是相对的

肝病中成药的局限与不足

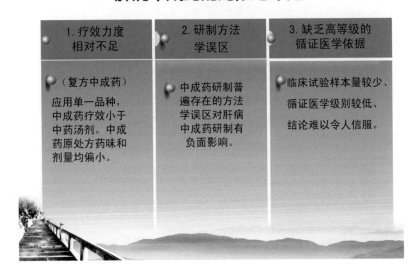

1.疗效力度相对不足	2.研制方法学误区	3.缺乏高等级的循证医学依据
（复方中成药）应用单一品种，中成药疗效小于中药汤剂。中成药原处方药味和剂量均偏小。	中成药研制普遍存在的方法学误区对肝病中成药研制有负面影响。	临床试验样本量较少、循证医学级别较低、结论难以令人信服。

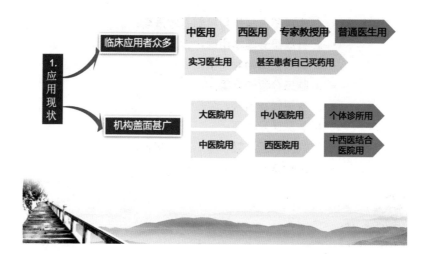

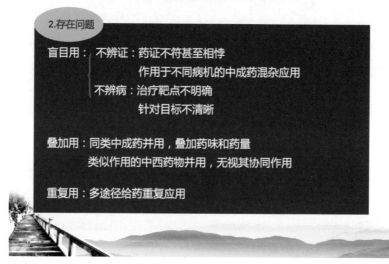

肝病中成药临床应用的现状与问题

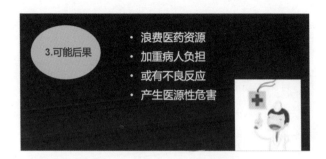

3.可能后果

- 浪费医药资源
- 加重病人负担
- 或有不良反应
- 产生医源性危害

临床应对的总体策略

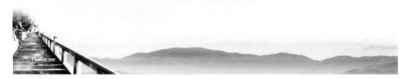

1　明确中成药临床应用的基本原则（辨准病、辨好证、把握适应病证）

2　明确中成药的治疗目标(明确治疗靶点)

3　选准临床应用的时机（病情需要，依从性需求）

4　掌握正确的应用方法(单独、联合、交替、序贯)

5　把握临床应用的技术细节(如注意同类中成药作用的细微差别等)

6　注意中成药的应用禁忌(如避免应用肝毒药物等)

肝病中成药临床应用的主要方法

1 **单独用**：病情较轻或疾病恢复期的善后治疗

2 **联合用**：

- 与抗病毒药联合用
- 与护肝药联合用
- 与利水药联合用
- 与介入治疗联合用
- 与中药汤剂联合用
- 两种中成药联合用

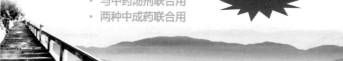

肝病中成药临床应用的主要方法

3 **交替用**：

- 与中药复方汤剂交替
- 两种中成药相互交替

4 **序贯用**：

- 先用护肝药再用中成药
- 先用利水药再用中成药
- 先用复方汤剂再用中成药

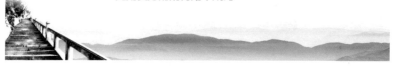

把握肝病中成药应用的技术细节

1.同类中成药应区分其作用功效的细微差别

如：

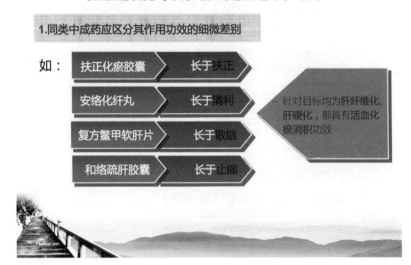

扶正化瘀胶囊	长于扶正
安络化纤丸	长于清利
复方鳖甲软肝片	长于散结
和络疏肝胶囊	长于止痛

针对目标均为肝纤维化、肝硬化，都具有活血化瘀消积功效

把握肝病中成药应用的技术细节

肝硬化气血亏虚或脾切除后体质虚弱者宜用扶正化瘀胶囊

肝硬化兼有湿热证候或见某些生化指标异常者宜用安络化纤丸

肝硬化肝内有实性结节形成者宜用复方鳖甲软肝片

肝硬化胁肋胀痛者宜用和络疏肝胶囊

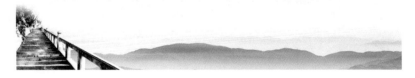

把握肝病中成药应用的技术细节

2.根据病情选择适宜剂型

- 肝硬化试管静脉曲张者则不宜用胶囊，而选用颗粒剂或片剂
- 血糖升高者则避免选用含糖的颗粒剂

3.注意肝病中成药的应用禁忌

- 肝癌患者则不宜选用活血化瘀中成药，以防止癌细胞扩散和转移
- 腹水患者不宜用甘草制剂，以防止进一步水钠潴留
- 避免应用肝毒性药物，如含何首乌、半夏、川楝子等药物的中成药

4.防止某些生化指标反弹

- 递减用量，缓慢停药（甘草、五味子制剂）
- 改变剂型：由注射剂改为口服剂型
- 改变品种：联苯双酯—五酯颗粒—降酶灵—护肝片

结　语

1. 肝病中成药的合理应用已成为中医、中西医结合肝病研究的重大课题；

2. 正确应用、减少应用盲目性是肝病中医规范化治疗的重要内容；

3. 坚持基本原则，掌握正确方法，注意技术细节，选准用好肝病中成药，为丰富完善肝病中医治疗的方法学内容做出应有的贡献。

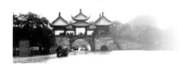

中西医结合肝病研究的三大困扰

近三十年来，我国中西医结合肝病研究的蓬勃开展极大地丰富了我国肝病治疗学内容，不仅取得了一大批重要的研究成果，更为重要的是，中西医结合的实践过程深刻地影响了人们的就医观念，运用中西医结合的方法治疗多种肝病已成为绝大多数肝病患者的首选。联合优于单用，互补胜于竞争已被几十年来中西医结合的实践经验所证明。从某种意义上说，也许这才是我国肝病学术发展真正的潜力与优势所在。

今天，在肯定中西医结合肝病研究成绩和贡献的同时，我们也应该清醒地看到这一领域仍有诸多困扰和难题需要中西医肝病学界的同仁们用智慧、学识和经验去进行逐一化解。总体而言，当前中西医结合肝病研究的困扰与难题主要有以下三个方面。

一、专业队伍"一头偏"

中西医结合是中医和西医两种医学体系的结合，就中西医结合肝病研究的科学使命而言，自然也应当是由"中学西"人员组成的中医肝病专业队伍和"西学中"人员组成的西医专业队伍去共同完成。但是，多年来，中西医肝病研究专业人员和专业队伍组成存在严重的"一头偏"现象，是单向的，即中西医结合肝病研究基本上是在中医和中西医结合机构内进行的，专业队伍也主要由中医从业者组成，鲜有西医人员主动学习中医并进行中西医结合肝病研究者。这一现象产生的根源在于当前中医治疗的针对目标已经由传统的中医病证全面转换到乙型肝炎、丙型肝炎等现代医学疾病，这种治疗目标的转换就要求中医专业人员在运用中医理论和方法治疗西医疾病时必须融进现代医学科学理念，吸纳现代医学研究成果,也就是说必须有一个"中学西"的过程,这是必然的,也是普遍的。从这种意义上说,几乎每一位中医肝病工作者其实都是中西医结合肝病专业队伍中的一员,中西医结合肝病研究的任务也就主要由他们承担起来。

对西医肝病专业人员而言则往往只需进行现代医学的学习与研究,他们所关注的更多的是国外最新研究现状特别是欧美研究动态,他们追求的研究内容和目标是"高、新、尖",他们也更在意跟踪和借鉴国外的最新研究成果。很难想象西医专家主动去对中医理论和方法进行系统深入的专业学习和研究,因此,他们很难真正介入中西医结合肝病研究中来。

与现代医学相比,中医教学、科研、医疗机构数量少、规模小,又缺乏强有力的制药企业的学术助推力,这使中西医专业队伍形成严重的不对等态势。虽然中医肝病学界也不乏学养深厚、识见广博、经验丰富、学贯中西的睿智之士,但由于总体人数偏少,难以形成与西医对等的学术群体,因此,他们的声音是微弱的,很难有效地影响中西医结合肝病研究的宏观走势。

专业队伍"一头偏"现象使中西医结合肝病研究局限在一定的范围和领域之内,在研究的广度、深度及普遍性等方面都受到很大限制。更为重要的是,学习了西医的中医人与学习了中医的西医人,由于二者教育背景不同,在学术视野、思维方式等方面都会有很大差别,而正是这种有着巨大差别的中西医学者之间的学术交融与对接,才可能碰撞出中西医结合肝病研究的科学火花,也只有在中西医互以全新的视角审视对方时才会有新的发现,而专业队伍"一头偏"现象使中西医失去了对等的学术沟通与衔接,从而在某种程度上窒息了学术研究的活跃与灵动,滞缓了中西医结合肝病研究的科学步伐。

这一现象不禁使我们想起20世纪50年代,毛泽东主席在发出"中西医结合"号召时指出的:"我看如能在1958年每个省市自治区各办一个70—80人的西医离职学习班,以两年为期,则在1960年冬或1961年春,我们就有大约2000名这样的中西医结合的高级医生,其中可能出几个高明的理论家。"据统计,1960年全国有西医离职学习中医班37个,学员2300人,还有在职学习中医的3.6万人,这些人日后大多成为我国各专业中西医结合的技术骨干和学科带头人,在他们各自的研究领域都取得了一大批重要的科研成果,因发现青蒿素而获得诺贝尔生理学或医学奖的中医药科学家屠呦呦就是很好的例证,有力地证明了毛泽东主席伟大的科学预见性。正是这一强有力的行政措施助推了中西医结合这一科学工程的实施与发展,反观当前,中西医结合肝病研究所缺少的也正是这样一支

"西学中"的专业队伍。正如拉斯克基金会负责人韦恩劳顿所言：中国传统医药中仍有很多东西有待发掘，只是需要找到愿意花费大量时间筛选这类产品并将其开发以供使用的人。

二、学术理念"一边倒"

十余年来，随着干扰素、核苷类药物的广泛应用和经验积累，乙型肝炎、丙型肝炎等感染性肝脏疾病的治疗发生了革命性变化，这在使广大患者获益的同时，也在深刻改变着肝病学界的学术理念。抗病毒药物的作用地位日益突出和重要，成为乙肝、丙肝等感染性肝病绝对的主导治疗，众多的相关研究也主要围绕抗病毒治疗展开，如优化治疗、耐药管理等。在抗病毒治疗理念不断强化的同时，中医药治疗的作用和地位却日渐淡化并趋于从属和边缘化，形成学术理念的"一边倒"现象。

当我们打开每一本主流肝病学术刊物，当我们走进每一个肝病学术会议的会场，我们看到的和听到的，都会使我们深切地感受到无处不在的学术理念"一边倒"的现象，甚至连集中了国内肝病学界顶尖专家智慧的具有普遍指导意义的权威文献在对我国肝病防治提出建设性指导意见的同时，也在传达给我们中医药治疗的作用和疗效并不确定的信息。我们说对乙型肝炎、丙型肝炎等感染性肝病，强调病因治疗，突出抗病毒治疗的作用都是完全正确和非常必要的，学术理念出现的偏颇不是因为我们强调抗病毒治疗，而是在于我们忽略了其他相关治疗特别是中医药治疗的作用；充分借鉴国外研究成果也是非常必要和完全应该的，学术理念"一边倒"也不在于我们对国外学术动态的关注，而在于我们往往轻视了国人自身的经验和智慧。这一现象深刻反映了西医肝病学界对中医学肝病理论体系普遍既缺少认知，更缺乏认同。

学术理念"一边倒"使中西医失去了对等的学术研究基础，以这样的理念而论，中西医结合就非但毫无优势可言，甚至连结合的必要都没有了，这显然是片面的，甚至是错误的。

其实，病毒性肝炎及其相关疾病是一组古老的疾病，早在 2000 多年前的医学著作《内经》中就有了黄疸、鼓胀病的专门记载和论述，反映了古人进行肝病研究的悠久历史。经过历代医学家的辛勤探索和总结，形成了解剖学、生理病理学、病因学、发病学、证候学、治法学、方药学及调养学等完整的中医肝病理论体系，这一体系既展示了中医学的学术与临床特色，也符合西医学肝病发生发展的基本规律,其主要内容与西医学理论都是相关的、相近的,甚至是完全一致的,具有很强的对应性,特别是在众多不同的治疗环节都有许多真实的契合点。如早在1900多年前的《金匮要略》一书在论述肝病治法时就指出"肝之病,补用酸,助用焦苦,益用甘味之药调之",而现代医学用酸味药五味子提取物制成联苯双酯、双环醇,用苦味药山豆根提取物制成肝炎灵,用甘味药甘草提取物制成甘利欣、甘平、甘美等,这些药物都已成为临床主流保肝药物,在多种肝病治疗中发挥了重要作用,这是巧合还是科学穿越时空的碰撞和交融?

近年来,某些中医治法方药的作用机制和疗效机理不断得到证实,中医药调控免疫失衡、减轻肝脏炎症、调节脂质代谢、改善肝脏循环及阻抑肝纤维化的发生发展的作用机制得到进一步认知与阐明,中医药改善症状体征疗效的生物学基础也在不断得到揭示。中医药为肝病治疗提供了80%以上的保肝药物(五味子制剂、甘草制剂、山豆根制剂、女贞子制剂等),我国80%以上的抗肝纤维化研究论文集中在中医药研究领域,80%以上的慢性乙型肝炎患者接受过或正在接受中医药治疗。我国天然药物资源丰富,中药资源种类约有12807种,其中药用植物11146种,有巨大的选择空间,也为肝病中药新药研制提供了可靠的物质基础。这些数字生动地说明了中医药研究领域广阔,是一块挖掘不尽的科学富矿,其深厚的学术积淀和丰富的经验积累,远远不是我们用几张图表和几组数据所能含容和说明得了的。

所有这些都使我们进一步认识到我们必须建立起这样一种学术理念,那就是用中医理论和方法治疗现代医学肝脏疾病具有坚实的理论基础和实践依据,我们决不可妄自菲薄,在我国,没有中医学介入的肝病学术体系是不完整的。

三、技术细节有缺陷

除上述专业队伍不对等和在学术理念上的偏差之外,当前,中西医结合肝病研究在思路方法与若干技术细节方面也存在许多缺陷与不足,这些缺陷与不足主要体现在以下几个方面。

(一)理论支撑点未建立

中西医结合不是中医方法和西医方法或药物的简单相加,是需要有坚实的理论支撑的,而完整的中西医结合的理论体系是由众多中西医理论互融点组成的,如中西医对肝脏生理学认识的一致性或相近性,中西医肝病主要病因的对应性(病毒与杂气、饮酒与乙醇、虫毒与血吸虫等)、发病学规律的趋同性(演变规律、临床表现、预后），中西医肝病治疗在方法学上的互补性，中医疾病与西医疾病的内在联系，中医证候和西医病变的相关性和背离性等最基本的理论问题，只有将这些基本理论问题认识清楚、阐述透彻，才能为中西医结合肝病研究建立起强有力的理论支撑，也才能有效地指导临床。惜目前因缺乏对中医肝病理论的深层次挖掘和系统的中西医对比研究，中西医结合的理论支撑点至今尚未建立，一些基本的理论问题也还没有得到很好的解决。

（二）临床切入点不明确

中西医结合肝病临床研究作为一项复杂的实践过程。本应由中西医互融渗透、借鉴吸纳、优选重组等具体步骤来完成，最终形成针对某些肝脏疾病的中西医双诊双治的诊疗体系，在这一体系中根据不同肝病及肝病的不同阶段、不同环节的治疗需要或以中为主、以西为辅，或以西为主、以中为辅，或中西并重；或先西后中、或先中后西，或中西同用，而主次先后及介入的时间节点均依中西医各自的作用定位和疗效特点而定，而选准中西医结合的临床切入点就成为关键中的关键，但由于目前中西医各自所本有的局限与不足，临床切入点的选择遇到巨大的理论瓶颈和困难。主要如中医"证"的生物学本质至今尚未认知与阐明，中医药治疗的具体疗程尚未确定，中药复方特别是水煎汤剂的量效关系尚不明确，药物与剂量调整尚无统一标准和指征等；而西医抗病毒治疗的适应症限制、生物应答不全、病毒变异及耐药等问题也都远未解决，抗病毒治疗的确切疗程亦未确定，西医对非感染性肝病的治疗在方法学上存在局限性甚至治疗乏术等等。这些缺陷与不足在为中西医结合提供巨大空间的同时也在理论与实践两个层面增加了中西医结合与对接的难度，使临床切入点难以确定，使中西医结合诊疗带有很大的随意性，有时甚至是盲目的，这一现状不但使科学合理的临床路径难以建立，距循证医学的宗旨和要求更是差之甚远。

（三）科研方法学有误区

科研是推动中西医结合肝病学术发展的关键因素，这一领域在取得了一大批重要成果的同时，也还存在许多的方法学误区，主要表现在如千篇一律"拉郎配"，就是牵强地将病因病机、证候治法等一些中医病理概念与现代医学的某些客观元素如分子生物学微观指标进行"拉郎配""强对应"，如将中医"疫毒""瘀热"这样一些宏观的中医病理概念与西医肝纤维化 HSC 活化、ECM 堆积等联系起来相提并论，并用清热解毒、活血化瘀等宏观治法对这些微观指标进行干预，构想过于牵强、设计过于随意，这种固定单一的模式限制了创新性思维，难以产生高水平成果,得出的结论往往并无任何意义。再如课题设计盲目追求高起点、新指标,千方百计捕捉一些中西医根本不搭边的所谓新内容、新方法,似乎只有运用了信息技术、系统生物学技术,只有体现基因表达转录及蛋白组学等内容和指标才算是科研。纵观目前大部分科研项目,其模式大同小异,看似"高、新、尖"实则为空中楼阁,违背了中西医结合科研所应遵循的源之于临床,证之于实验,又返回临床,即临床—实验—临床的基本路径,缺乏理论过渡和实践基础,因此,虽然得出的结论往往是肯定的,但理论意义与实用价值却总是难如人意。

化解上述困扰与难题,消除中西医结合肝病研究的理论障碍是我们每一位肝病学界同仁的神圣职责,我们要胸襟博大,目光高远,清醒地认识到中西医结合是两种医学体系并存所做出的必然选择,认识到中西医肝病理论体系在科学本质上的趋同性和方法学上的互补性,认识到只有中西医两种科学元素的汇聚与交融才能催生出创新性研究成果,这样才能使我们不必再一遍遍地重复和照搬国外研究的数据和图表,使我国肝病学术研究真正领先世界成为可能。

中医药抗肝损伤机制的研究进展

　　肝损伤是多种肝脏疾病共有的一种病理状态，其长期存在往往是导致肝纤维化、肝硬化、肝癌发生的最重要的始动因素，因此及时有效地防治肝损伤是临床肝病研究的主要环节之一，也是肝病实验研究的重要内容。中医药在抗肝损伤防治方面具有独特优势，其作用靶点是多方面的。自 20 世纪 90 年代以来，随着现代医学科学的发展，研究人员对肝损伤的认识已进入到细胞分子水平，对中医药防治肝损伤作用机制的认识也由保护肝细胞膜、降低转氨酶等较浅的层面深入到细胞分子学水平，对中医药抗肝损伤的作用机制及作用途径都有许多新的发现，现将近年来中医药抗肝损伤的机制研究进展综述如下。

一、减少肝细胞坏死和凋亡

（一）减少致炎和凋亡相关介质的产生

1. TNFα

　　TNFα 主要由单核细胞和巨噬细胞产生。它可以活化单核、巨噬细胞，释放超氧自由基和 NO，以及 IL-6，IL-1，IL-8 等多种白介素提高其杀伤活性；增加中性粒细胞吞噬和产生超氧阴离子的能力，并增强 ADCC 功能；还可使内皮细胞表达多种黏附分子，从而加重炎症反应；其本身可通过与 TNFR1 结合，并进一步结合 TRADD 或经 RIP 结合 RAIDD 传导死亡信号激活 Caspase 引起肝组织凋亡。Leist 等认为 TNFα 诱导肝细胞凋亡可能是肝组织损伤的重要启动因素。陈乃玲等人以原位杂交法检测了 94 例慢性肝病肝组织凋亡蛋白的表达表明，慢性乙型肝炎病毒感染相关性慢性肝病肝组织损伤与肿瘤坏死因子 α（tumor necrosis factor，TNFα）和肿瘤坏死因子受体（TNFR）的激活有关。孙怡军、戴峰的实验证明 TNFα

也是早期酒精性肝损伤、梗阻性黄疸的重要致炎和凋亡相关介质。因此,TNFα 在肝损伤的形成过程中具有重要的作用,降低 TNFα 是抗肝损伤的重要机制之一。

许多研究表明,中药及其有效成分可以通过减少肝损伤时 TNFα 的表达,达到抗肝损伤的目的。卓蕴慧等的实验表明,以制大黄、败酱草、赤芍、石菖蒲组成的清开颗粒对 D-GalN+LPS 和 TAA 腹腔注射引起的急性肝坏死大鼠血清中 TN-Fα 和 NO 有明显降低作用(P<0.05,P<0.01)。武凡等的实验表明,三七的主要成分三七皂苷可以明显减轻 CCl4 引起的肝损伤大鼠血清 TNFα 升高。吴建成等用以丹参、赤芍、蛇舌草为主药的清热凉血方对 37 例慢性乙肝患者进行治疗观察,发现治疗后患者血清单个核细胞内的 TNFα 有明显的降低, 与对照组相比有显著差异(P <0.01)。马书娟等人的实验表明,中药四逆颗粒对 CCl4 所致肝损伤大鼠升高的血清 TNFα 有明显的降低作用,与模型组相比有显著差异(P <0.01)。陈小囡等人的实验表明丹参注射液可以明显降低大鼠酒精性肝损伤血清 TNF 值,与模型组比较有显著差异(P <0.01)。Cai 等在体内和体外实验中发现茵陈蒿汤显著抑制核因子 kappa B(NFκB)激活和肿瘤坏死因子--α(TNF-α)产生。这些实验以中药单体和中药复方为治疗药物,以实验动物或人体为研究对象,通过对同一指标的检测表明了中药降低肝损伤时 TNFα 的确切作用, 证实了中药抗肝损伤的这一作用途径。

2. 白介素

白介素是由单核/巨噬细胞、T 细胞分泌的细胞因子,在非特异免疫调节和炎症反应中起重要作用。许多白介素在肝损伤的病理过程中起关键作用,如白介素 1,2,6,8,12,10,18 等。其中 IL-8 是一种重要的趋化性细胞因子, 可由单核、巨噬、内皮细胞等产生,趋化和激活中性粒细胞、静止的 CD4+或 CD8+T 淋巴细胞和活化的 NK 细胞,这些细胞在组织聚集往往产生大量炎症因子,引起局部组织的强烈炎症反应。研究观察表明,中重度乙型肝炎肝组织中和酒精性肝病 、丙型肝炎、肝切除术后患者血浆中 IL-8 含量与正常人相比明显升高,且不同程度地参与了肝损伤。再如 IL-18,可由激活的肝脏枯否细胞产生,可以诱导活化 T 细胞和 NK 细胞,上调其 FasL 的表达,并使其分泌 INFγ,后者可以进一步刺激活化单核/巨噬细胞,从而产生 NO 等共同形成对肝细胞的细胞毒作用。文维群等人的研究表明,慢性乙肝活动期患者外周血单个核细胞中 IL-18 表达显著增多,且与炎症活动度明显相关。贾红宇等研究表明慢性丙肝患者血清 IL-18 增多,与 ALT 的增高显著正相关。

目前中药对肝损伤白介素变化的研究方兴未艾，初步证明了对白介素的调节是中医药抗肝损伤的机制之一。万千红等对 32 名慢乙肝患者的研究表明，以清热凉血方、赤芍、丹参、白花蛇舌草等组成的中药复方可明显降低乙肝患者外周血中单个核细胞中的 IL-8 的表达($P<0.01$)。王连江等人的实验表明以茵陈、大黄、厚朴等组成的腑安颗粒使内毒素诱导的肝损伤大鼠体内的 IL-18 明显降低，($P<0.05$)，且这种作用与肝功能和病理学的改善相一致。以上实验说明了调节白介素的分泌可能也是中药抗肝损伤的重要作用机制之一，但检测白介素在中医药目前的抗肝损伤实验中应用还较少，值得今后进一步深入研究。

3. Fas/FasL

Fas 和 FasL 是介导细胞凋亡的一对膜蛋白，两者结合后通过结合细胞内的死亡受体 FADD/MORT1 或 DAXX，进而激活 Capase8 或 Jnk 通路引起表达 Fas 的细胞凋亡。在多种肝病中可发现其介导的肝细胞凋亡，在病毒性肝炎中尤为明显。在慢性乙型、丙型病毒性肝炎等肝病中，国内外的研究均发现肝细胞表面 Fas 和 FasL 的表达同时增加，在汇管区等炎症活跃的区域增加明显，并随炎症的严重程度而增加。这些发现打破了经典的 Fas 介导的凋亡途径，即肝细胞仅表达 Fas，而 CTL、NK 细胞表达 FasL。对乙肝患者的病理切片的观察表明，随着肝组织炎症程度的加重，其 Fas 抗原表达也明显增强，Fas/FasL 是慢性乙型肝炎肝细胞凋亡的重要机制之一，抑制肝细胞 Fas 表达将有助于减轻肝细胞损伤程度。对抗 Fas 和 FasL 诱导的肝细胞凋亡已成为抗肝损伤研究的新亮点。

目前在动物实验中初步证明了中药能抑制 Fas 和 FasL 表达。葫芦素 B 是甜瓜蒂的有效成分，蒋远明等的实验发现在 LPS 所致的肝损伤模型中，葫芦素 B 组肝脏内凋亡细胞数和 Fas、FasL 阳性细胞数均明显低于 LPS 模型组，并有显著性差异，说明葫芦素 B 可通过抑制 Fas 和 FasL 表达，从而抗肝细胞凋亡，产生保肝作用。黄才国等人的实验表明，玄参中苯丙素苷可以明显减少 D-氨基半乳糖诱导的大鼠肝细胞的 Fas 和 FasL 的表达($P<0.01$)，从而减少肝组织的凋亡。此外还有人的实验表明在 D-GalN 肝损伤模型中，肝组织中 Fas/FasL 表达程度随肝组织炎症坏死加重而增加，中药复方赤芍承气汤可明显减轻肝细胞中 Fas 和 FasL 阳性表达，与模型组相比有明显差异($P<0.01$)，提示赤芍承气汤可以通过降低 Fas/FasL 阳性率抑制肝细胞凋亡，减轻肝组织病理损害。黄以群等临床研究对黄疸型肝炎患者 103 份血清及部分肝组织标本进行 Fas/FasL 的表达分析，其

中治疗组 52 例,以大黄粉 6—10 克每天冲服,对照组 51 例,以门冬氨酸佳美片 0.45 克,每日三次,结果表明:经大黄治疗后,患者肝脏病理明显改善的同时,肝组织及血清中 ALT、TB、Fas/FasL 水平明显下降,与治疗前及对照组治疗后比较,有显著性差异。此结果提示 Fas/FasL 系统介导的细胞凋亡参与了黄疸型肝炎的发病机制,大黄通过调节 Fas/FasL 系统的表达发挥其治疗作用。

(二)抗自由基损伤

自由基指含有未配对电子的原子、原子团或分子,易与邻近物质电子交换,是组织损伤的重要分子机制。各种损伤因子,如肝炎病毒、药物及毒物等在肝损伤机制中,均有自由基的大量产生,自由基致肝损伤可以看作各种肝损伤机制的共同通路之一,并与肝损伤后肝癌及肝纤维化的发生有密切的关系。自由基对肝脏的损伤表现在:①对肝细胞膜相结构脂质的氧化攻击,使膜受体、膜离子通道和通透性破坏,引发 Ca 离子内流;②对细胞内蛋白质的氧化攻击,各种酶活性丧失;③对 DNA 链的氧化攻击,使肝细胞突变、凋亡或坏死。因此抗自由基损伤是抗肝损伤的重要机制,也是近十几年来的研究热点。

在中药抗肝损伤的研究中,抗氧自由基损伤研究最多。金昔陆等人的实验表明,内南五味子的提取物木脂素戈米辛 J 对 Fe^{2+}-VitC 和 ADP/NADPH 所致肝线粒体膜脂质过氧化和超氧阴离子自由基有明显的抑制作用。SOD 活力可以反映机体清除氧自由基的能力,MDA 是过氧化作用的最终产物,二者联合检测可反映机体细胞受自由基攻击的严重程度。钱涯邻等人的研究表明,以清热利湿、解毒退黄为大法组成的中药乙肝 I 号方使 D-氨基半乳糖所致肝损伤小鼠肝损伤明显减轻,肝匀浆 MDA 含量下降,SOD 含量升高,血清 ALT 降低,降低程度与用药量呈明显的量效关系。王晓燕等的实验表明,胡黄连总皂苷能明显抑制免疫性肝损伤小鼠血清 ALT、AST 活性的升高,减小增加的肝脏重量指数,显著抑制肝组织中 MDA 含量的升高及 SOD 活性的下降,病理结果也显示给药组小鼠肝组织损伤程度明显减轻($P<0.01$)。梁文能等的实验认为中药组方解毒舒肝颗粒能明显降低 ALT,AST 活性,保护肝细胞膜,减少转氨酶释放,同时能增加 SOD,降低 MDA,使氧化与抗氧化趋于平衡,改善肝脏功能。刘银花在实验中观察到,单独应用溪黄草水煎剂或虎杖水煎剂均可改善 CCl4 引起的肝损伤,使血清 ALT,AST 降低,SOD,GSH-Px 活性明显增高,MDA 明显降低($P<0.01$),而配伍组降低血清 ALT,AST 的活性比单独应用溪黄草水煎剂或虎杖水煎剂的作用明显($P<0.01$),同时增高 SOD,GSH-Px 活性以及降低 MDA 含量均较单独应用一种药物的作用

明显（P<0.01）。这些实验都说明了中药可以通过抗自由基损伤达到抗肝损伤的目的。

二、促进肝脏血液循环

肝脏正常的血液循环对维持肝脏正常的生理功能有十分重要的意义。急性病毒性肝炎时，肝细胞大量坏死，引起肝小叶结构塌陷，肝窦内坏死碎片充斥，以致血流阻力增高；慢性肝炎，肿胀的肝细胞和新生的假小叶，以及纤维隔板形成等压迫肝窦，使肝脏的血液循环异常。一方面，血流减慢使各种炎症细胞易于附壁聚集，造成和加重局部的炎症反应，另一方面，缺血缺氧使肝细胞线粒体内尼克酰胺腺嘌呤二核苷酸的氧化型和还原型的比例下降，ATP 酶受抑制，出现细胞内 ATP 耗竭和酸中毒，持续缺氧使细胞内钙离子浓度上升，激活蛋白、脂质和 DNA 的降解，形成以小叶中央区为主的肝组织变性、坏死。因此，改善肝脏的供血供氧是抗肝损伤的重要环节之一。

血栓素（TXA2）是迄今所发现的最强的血小板聚集物和促血管收缩物质，而前列腺素（PGI2）是目前所知的最有效的抑制血小板聚集的物质和血管扩张物质，目前多从对 TXA2/ PGI2 的干预来间接检测中药对肝血液循环的影响。孙沛毅等人的研究表明，以清热利湿、解毒退黄为大法组成的中药乙肝 I 号方可以明显降低肝损伤小鼠血浆 TXB2 浓度，提高 PGF1α 浓度，改善肝组织血供，并与过氧化损伤的程度呈正比，说明乙肝 I 号方可以通过改善小鼠的血液循环，减少肝组织的损伤，与模型组相比有显著差异（P<0.01）。王醒等人的实验表明，由茵陈蒿汤和犀角地黄汤加减组成的茵陈犀角地黄注射液可以使 D-氨基半乳糖造成的肝损伤小鼠体内 TXB2 浓度明显降低，与模型组相比有显著差异（P<0.01），并可以明显提高 PGI2/ TXB2 的比值，与模型组相比有明显差异（P<0.05），并因此通过改善肝脏的微循环达到抗肝损伤、防止肝衰竭的目的。

三、促进肝细胞再生

肝细胞有强烈的再生能力，肝细胞的再生是肝细胞受损后肝功能恢复的重要机制。重症肝炎往往伴有大量肝细胞的坏死和凋亡，大量肝细胞的缺失一方面使肝脏的功能衰竭，引起全身性的严重反应，另一方面使残存的肝细胞以过大的负荷进行代偿，结果是加速其死亡。因此促进肝细胞的再生是改善肝脏功能，提高患者生存力的重要手段和环节。

周小舟等人的实验定量 DNA 图像分析发现,由黄芪、穿山甲、田七、丹参、桃仁、鳖甲、叶下株、茯苓、枳壳 9 味中药组成的软肝冲剂能促进肝细胞再生,抑制肝纤维化、肝硬变的形成,其机制可能与肝内细胞增殖的调节剂 p21 在细胞增殖周期性的负调控中起重要作用有关。刘碧崇等的研究表明,朱砂莲的提取物对 D-氨基半乳糖造成的肝损伤小鼠的肝细胞 DNA 的合成有明显促进作用,其 3HTdR 的渗入量明显多于空白对照组和模型组($P<0.01$)。张志伟等人的研究表明丹参注射液(含丹参 1.5 g/支)与模型组相比,通过增加葡萄糖-6-磷酸酶、镁离子激活三磷酸腺苷酶,促进肝细胞代谢,为肝细胞再生提供能量物质,促进肝细胞再生,并通过升高琥珀酸脱氢酶(SDH),减少乳酸脱氢酶、酸性磷酸酶得到证实。

综上所述,中医药对肝损伤的治疗作用机制是多靶点、多层次的,根据这些机制筛选有效的抗肝损伤中药将使肝损伤的治疗前景更好。肝病的中医药治疗机制研究仍存在一些问题:①广度不够,与肝脏损伤相关的细胞因子还有很多,如细胞间黏附因子、多种白介素等,中医药的作用靶点的观察范围太少;②深度不够,如对细胞损伤和药物作用的细胞间信号转导和药物血清的研究太少;③复方和中药提取物的研究较多,对单一治法的大型研究和有效方剂的拆方研究太少,对临床的有效指导意义尚不是很大;④造模方法多种多样,但缺乏公认的、高效的、简便易行的、与临床贴近的动物模型;⑤对动物的研究较多,以人为实验对象的研究不够。这些问题都是值得我们在今后的研究中注意和探索的。

中药抗肝纤维化作用机制的研究

　　肝纤维化是各种慢性肝病的共同病理过程，是慢性肝炎发展为肝硬化的中间环节。若肝纤维化伴有肝小叶结构的改变,形成假小叶结构,则发展为肝硬化,引起门脉高压症及肝功能衰竭等严重不良后果，因此阻止肝纤维化的形成和发展,对防治肝硬化具有重要意义。已故国际知名学者 Hans Popper 教授曾强调指出:谁能阻止或延缓肝纤维化的发生,谁就将治愈大多数慢性肝病。近年来,随着医学分子生物技术的应用,人们对肝纤维化的发生机制进行了广泛的探讨,著名肝病学家 Rogking 对肝纤维化进行了深入的研究后,明确提出了肝纤维化完全有可能发生逆转的结论。近年来中医药防治肝纤维化取得了许多重要成果,已初步印证了这一结论的重要性，肝纤维化研究已成为世界肝病研究领域中的热点课题。

　　各种原因所致的慢性肝病,各种损肝因素引起的肝脏损伤,都可能导致肝细胞变性、坏死并继发纤维化发生的病理特征。肝纤维化(hepatic fibrosis)是指肝细胞发生变性坏死及炎症刺激时,肝脏中胶原蛋白等细胞外基质(ECM)合成基因过度表达、降解间质的酶(胶原酶)基因表达降低,最终导致细胞外基质合成、分泌增多,降解减少,从而大量沉积形成肝纤维化。按其病因可分为:病毒性肝纤维化、血吸虫性肝纤维化、酒精性肝纤维化、胆汁性肝纤维、代谢性肝纤维化、中毒性肝纤维化、营养不良性肝纤维化及心源性肝纤维化等。

　　随着医学分子生物学的不断深入，目前认识到肝纤维化的形成是由于多种损肝因子引起肝细胞损伤、坏死、凋亡及肝组织炎症反应,激活枯否细胞分泌多种细胞因子;细胞因子网络失调,某些致纤维化因子(如 TGF-B)基因过度表达,抑制因子(如 IFN-γ)表达低下;多种化学递质共同激活肝星状细胞(hepatic stellate cell,HSC),产生表型转换及功能改变,通过自分泌与旁分泌机制,转变为肌纤维母细胞,合成大量的胶原及蛋白多糖等细胞外基质成分;胶原降解酶(基质金属蛋白酶MMPs)及其组织抑制因子(TIMPs)比例失调等。

近年来,中药抗肝纤维化的研究取得了较大发展,特别是对中药复方抗肝纤维化的作用机制进行了深刻的揭示。现将这方面的研究概况综述如下。

一、保护肝细胞,清除肝纤维化的诱发因素

肝细胞变性、坏死,网状支架塌陷在肝纤维化形成过程中起到较强的刺激和诱导作用,可促进肝脏细胞外基质(ECM)过量合成与沉积,诱导或加剧肝纤维化的形成。研究表明,肝纤维化的形成是细胞—细胞因子—基质间相互作用、相互调节的结果,故有效地防治肝细胞变性、坏死可抑制肝纤维化的发生。

(一)抗脂质过氧化

研究表明,氧自由基触发的脂质过氧化反应,是导致肝细胞损伤的重要机制。而抗氧化剂具有清除氧自由基,保护肝细胞的作用。因此,提高抗氧化剂含量、减轻氧自由基对肝细胞的破坏是保护肝细胞的重要途径。动物实验发现,川芎嗪与汉防己甲素有降低肝组织和血清脂质过氧化物(LPO)含量,减轻肝细胞变性、坏死及胶原纤维增生的作用。复方肝结散(黄芪、桃仁、丹参、牡丹皮、茯苓等)可降低LPO、Ⅲ型前胶原(PCⅢ)、透明质酸(HA)水平,提高白蛋白(ALB)、超氧化物歧化酶(SOD)、谷胱甘肽(GSH)含量,此作用明显优于秋水仙碱,其机制与促进自由基清除、减少PCⅢ和HA的合成与沉积有关。粉防己碱可明显减轻肝细胞线粒体钙超载程度,同时能提高ALB、SOD水平,减少肝组织丙二醛(MDA)和血清HA含量,对胆汁性肝纤维化有明显的保护的作用。

(二)消除炎症

肝脏炎症与肝细胞损伤有因果关系。炎性细胞释放的多种细胞因子能刺激胶原的合成,加速纤维化进程。因此消除炎症,减少细胞因子的释放,是抑制胶原合成的有效途径。虫草菌丝、三七能明显减轻肝脏炎细胞浸润的程度,减少肝细胞脂肪变性,促进肝细胞再生修复,降低动物模型血清丙氨酸转氨酶(ALT),层粘连蛋白(LN)、HA和肝组织羟脯氨酸(Hyp)含量,是较理想的防治肝纤维化的药物。三七还可明显抑制肝组织中成纤维细胞及胶原纤维增生,其作用明显优于虫草菌丝。

（三）调节免疫

肝细胞损伤后,Kupffer 细胞和淋巴细胞被激活,释放多种细胞因子,促进间质细胞的有丝分裂,使贮脂细胞及其他细胞合成胶原纤维增多,同时免疫复合物又加速肝细胞损伤。因此,保护肝细胞,减少细胞因子的释放,是抗肝纤维化的重要途径。柴胡鳖甲汤(柴胡、鳖甲、丹参等)具有良好的免疫调节作用,可使大鼠腹腔巨噬细胞吞噬功能和产生 IL-2 的能力,以及脾脏 T 淋巴细胞对 Con A 的增殖反应和产生 IL-2 的能力接近正常水平,减少细胞因子对肝细胞的破坏,延缓免疫损伤性肝纤维化的进程。抗纤软肝冲剂通过调整肝纤维化大鼠机体免疫功能,降低血清免疫复合物(IC)和 HA、LN、PCⅢ、Hyp、Ⅳ型胶原(Ⅳ-C)而保护肝细胞,抑制纤维化形成。丹鸡芪甲煎(丹参、鸡血藤、生黄芪、鳖甲等)可使肝纤维化大鼠模型 lgA 得到一定的改善,肝细胞坏死明显减轻,大量肝细胞再生和修复,此与临床肝损伤及肝纤维化呈慢性反应的变化一致。红细胞表面的 C3b 受体(CR1)具有免疫黏附特性,可通过介导黏附吞噬及 SOD 抗氧化作用等来增加中性粒细胞的吞噬作用,益气活血剂(黄芪、党参、白花蛇舌草等)可提高红细胞清除免疫复合物的功能,调整体液免疫反应,降低肝脏胶原蛋白含量,从而减轻免疫损伤导致的肝纤维化。

（四）改善肝内血液循环

肝脏长期瘀血缺氧,可使细胞变性、坏死,刺激胶原纤维合成并向门静脉周围伸展。因此,恢复肝脏的血液循环,改善肝细胞代谢,可防治肝纤维化。动物实验证明,温阳药能改善肝脏及胃肠道的微循环,益气活血中药复方(柴胡、桃仁、白花蛇舌草等)可明显降低血液黏度,二者都能使肝组织纤维化程度及 Hyp 含量明显降低。鳖甲煎丸亦通过改善肝内血液循环使肝硬化模型大鼠的体重、肝指数、脾指数及 ALT 值明显降低。

（五）促进胆汁排泄

胆汁淤积可使毛细胆管扩张,Kupffer 细胞和肝细胞内胆色素沉积,严重者导致肝细胞羽毛状变性和坏死,进而发生肝纤维化。排钱草水、醇提取物能减轻胆汁淤积、保护肝细胞,显著降低血清 ALT、碱性磷酸酶(ALP)及肝组织 Hyp 活性。金石散可降低胆汁性肝纤维化大鼠血清 ALP、ALT 及肝组织 Hyp、脱氧核糖核酸(DNA)含量,减轻肝组织损伤及纤维化程度,尤以胆流通畅后为佳。

（六）减少铁的沉积

铁是胶原合成相关酶类的重要辅助因子, 铁剂过多又使溶酶体膜的稳定性降低,释出水解酶至胞液中,引起肝细胞损伤,同时引起细胞及线粒体膜的类脂质过氧化,导致进行性肝纤维化。宋良文等通过放射性大鼠肝纤维化模型证实,铁剂能明显增加肝组织中 MDA、Hyp 含量和血清 Fe2+浓度,肝脏中胶原纤维产生增多;牛磺酸和精氨酸则可明显降低血清 Fe2+浓度,减少肝组织 Hyp 含量,在一定程度上减轻放射性肝纤维化的病变。

(七)提高肝细胞内酶的活性

肝纤维化后,肝细胞发生变性坏死等结构改变,同时引起细胞内多种酶类活性降低,影响肝细胞的正常修复,导致肝纤维化进展或迁延。于瀛等发现活血化瘀方药(柴胡、丹参、赤芍等)能使细胞色素氧化酶(COO)、单胺氧化酶(MAO)和三磷酸腺苷酶(ATPase)的活性明显得到恢复,丹参亦使肝细胞内 MAO、SDH、G-6-p、ATPase 和 5'-核苷酸酶(5'-N)等酶活性增强,可见活血化瘀药能稳定细胞膜,防止肝细胞损伤和促进损伤细胞修复,起到防治肝纤维化的作用。

二、抑制合成细胞外基质细胞的活化与增殖

(一)肝贮脂细胞(FSC)

又称肝星状细胞(HSC),是肝脏间质细胞,位于 Disse 间隙,胞浆中含结蛋白(Desmin)。肝脏无论是正常或纤维化,HSC 具有肌细胞、成纤维细胞、脂肪细胞的性质,都是 ECM 合成和分泌的主要来源细胞,其体外培养合成胶原的能力是肝细胞和内皮细胞的 10 倍和 20 倍。肝损害时,HSC 在细胞因子的作用下被激活,形态发生改变,逐渐向肌成纤维细胞转化,合成的包括胶原在内的 ECM 明显增多,沉积于肝脏形成基底膜,使 Disse 间隙毛细血管化,故抑制其活化与增殖有重要意义。桃仁提取物合虫草菌丝能使活化的 HSC 转为静止状态,纤维连接蛋白(FN)和 LN 减少,沉积的 Ⅰ、Ⅲ型胶原降解,肝窦毛细血管化受到抑制和逆转,肝细胞变性好转;腹腔镜见肝脏质地向正常转化,门静脉高压缓解,肠系膜等处血管曲张度减轻,肝脏色泽转红,镰状韧带水肿消失,腹水消退。实验发现,桃仁有效单体扁桃苷抗肝纤维化的机制在于可明显抑制 HSC 的增殖及胶原的合成。调肝理脾方(黄芪、丹参、鳖甲、葛花等)则通过抑制 HSC 的活化和增殖,减少 ECM合成,对实验性酒精性肝纤维化有防治作用。

促进 HSC 凋亡在肝纤维化治疗中也具有重要作用。研究发现,复方861(丹参、黄芪、鸡血藤等)能显著增加体外培养的 HSC 的凋亡率,其作用呈剂量和时间依赖性。

（二）肝细胞

肝细胞亦合成 ECM,既能合成胶原基质,也是非胶原基质 FN、LN 的主要来源细胞。因此,抑制肝细胞的增殖及合成功能,在抗肝纤维化过程中同样不可忽视。研究提示,乙肝定康(黄芪、女贞子、藿香、苦参等)能明显抑制离体大鼠肝细胞 DNA 及胶原合成,抑制程度与浓度、作用时间均呈正相关,具有良好的抗肝纤维化作用。

（三）成纤维细胞

成纤维细胞(HLF)主要合成 Ⅰ、Ⅲ 型胶原及 FN、HA。正常肝脏合成低水平的 ECM,且肝内 HLF 较少。肝纤维化时,HLF 在多种趋化、刺激因子作用下,发生聚集、增殖,合成胶原和非胶原基质成分明显增加。研究发现,复方汉防己(汉防己、丹参、半枝莲、虎杖等)能降低 HLF、层黏蛋白含量,增加 Fas 表达率,表明复方汉防己抗肝纤维化机制与抑制 HLF 的增殖、增加 HLF 凋亡、减少 ECM 的合成有关。

三、降低胶原基因的表达和 ECM 合成

柴胡有效成分柴胡皂苷能抑制原代培养 HSC 合成 ECM 的作用,使 HSC 内结蛋白阳性反应明显减弱,HSC 的 DNA 合成及 Ⅰ 型胶原含量明显减少,对细胞表型转化的形态学特征有一定改善作用。丹参单体 IH764-3 可明显降低大鼠肝脏 Ⅰ、Ⅲ 型前胶原 mRNA 的表达及 Hyp 的含量,降低血清 HA、LN 水平,改善肝功能,减轻肝纤维化程度。用 MTT 法发现苦参素通过明显抑制 HLF 增殖及 Ⅲ 型原胶原 mRNA 的表达而起到抗肝纤维化作用。

Kupffer 细胞本身不合成胶原,但通过释放刺激因子(TGF、PDGF、HGF、IL-6、IL-1 等)作用于 HSC 等相关细胞,增加 ECM 产量。肝纤维化时,Kupffer 细胞数量增多,诱导细胞表面特异性受体表达,增加细胞因子的敏感性,进一步加剧肝纤维化进程。有资料表明,败酱草对脂多糖(LPS)刺激枯否氏细胞(KC)分泌 TNF、IL-1 和 IL-6 有明显的抑制作用,且这种抑制作用有连续性和时间依赖性。

四、提高胶原酶的活性和产量,促进胶原的降解

胶原的降解主要依靠间质胶原酶,提高胶原酶的活性,增加胶原的降酶,有助于肝纤维化的逆转。王氏抗肝纤方(丹参、鳖甲、香附、清半夏等)能提高肝组织间质胶原酶活性,减少肝组织 Ⅰ、Ⅳ 型胶原的沉积和 α-平滑肌肌动蛋白（α-

SMA)的表达,降低血清 ALT、AST 及肝组织 Hyp 含量。复方丹参 861 合剂(丹参、黄芪、鸡血藤等)使肝组织活性胶原酶活性(A)、肝组织潜胶原酶活性(L)、A/L 比值及血清胶原酶活性(S)均显著升高,促进沉积胶原的降解,对已形成的肝纤维化有一定程度的逆转作用。

五、复合性作用机制

中医注重整体观,在治疗肝纤维化时亦不忘从多个角度着手,研制出多靶点、多渠道联合作用的中药复方,顺应肝纤维化的发病机制及防治原则。许多研究也表明,中药抗肝纤维化的作用机制有时是多面的、复合性的。姚树坤等观察了清肝化瘀口服液对肝纤维化大鼠的作用,发现清肝化瘀口服液可抑制肝细胞变性坏死,减轻炎症反应,改善微循环,抑制Ⅰ、Ⅲ、Ⅳ、Ⅴ型胶原及结蛋白在肝内的沉积,并可使已形成的胶原重新溶解和吸收,其作用贯穿于肝纤维化的形成过程,从而对肝纤维化有显著逆转作用。朱圣奎等发现,抗胶原散抗纤维化作用机制在于:一是活血化瘀,改善肝微循环血流灌注;二是使血锌浓度明显升高,抑制胶原生物合成的关键酶并提高胶原酶活性,促进胶原的降解。晏荣等研究发现,中药复方健肝(太子参、白术、扁豆、田基黄等)对肝纤维化有一定的防治和逆转作用。其机制在于抗炎和保护肝功能,阻止肝纤维化的启动因素;免疫双向调节,调节细胞因子的分泌;保护大肠黏膜,促进大肠吸收功能恢复,纠正机体蛋白代谢紊乱。

总之,中药在抗肝纤维化作用机制的研究与阐述方面取得了可喜的进展,这些作用机制的揭示为指导临床用药提供了可靠的药理学依据,从而可减少传统辨证用药的局限性,避免用药的盲目性,使中药治疗肝纤维化这一环节针对性更强。经过不断的观察、探索,不断总结证治规律与经验,可望发现更有效的方药,为防止肝纤维化发生及促使肝纤维化的良性逆转发挥应有的作用。

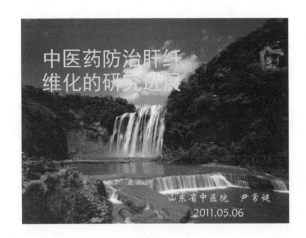

肝纤维化 (hepatic fibrosis) 是肝脏对各种原因所致损伤的创伤愈合、代偿修复反应，表现为纤维结缔组织在肝组织中过度沉积的一种可逆性病理现象，是肝细胞发生坏死及炎症刺激时，肝脏中胶原蛋白等细胞外基质（ECM）的增生与降解失衡，进而导致肝脏内纤维结缔组织异常沉积的病理过程。

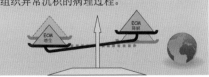

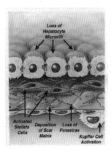

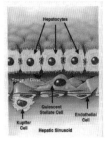

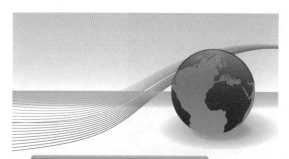

肝纤维化的发生原因及机制

肝纤维化发生的病因

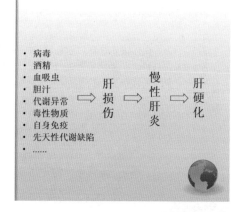

- 病毒
- 酒精
- 血吸虫
- 胆汁
- 代谢异常
- 毒性物质
- 自身免疫
- 先天性代谢缺陷
- ……

肝损伤 ⇒ 慢性肝炎 ⇒ 肝硬化

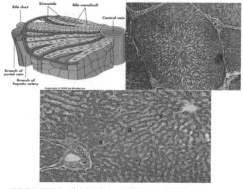

正常肝小叶的形态：终末肝小静脉（中央静脉V），汇管区在小叶的周边。

Fiberosis and cirrhosis of liver

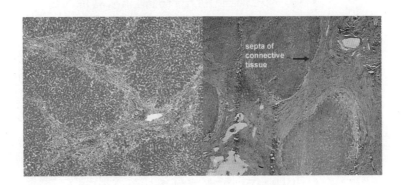

肝纤维化分期

- S0：无纤维化；
- S_1：汇管区纤维化扩大，局限窦周及小叶内纤维化；
- S_2：汇管区周围纤维化，纤维间隔形成，小叶结构保留；
- S_3：纤维间隔伴小叶结构紊乱，无肝硬化；
- S_4：早期肝硬化

肝纤维化发病机制

肝纤维化的发病机制非常复杂，是一个有众多因素参与的复杂病理过程，包括外界刺激后，引起细胞因子的释放，细胞因子—细胞—细胞外基质相互作用，最终使大量纤维组织沉积于肝脏，导致肝纤维化。目前认为肝星状细胞(HSC)激活是肝纤维化形成的关键步骤。病理状态下，肝星状细胞可以转化为肌纤维母细胞，分泌大量的胶原而导致肝纤维化甚至肝硬化。

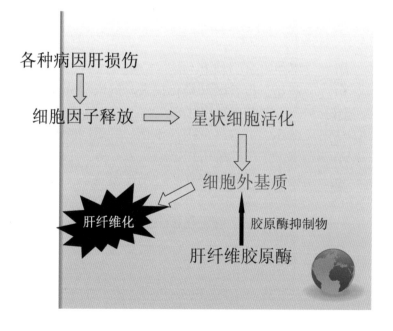

HSC激活是肝纤维化发生发展的中心环节

启动阶段（炎症前期）：
- HSC邻近细胞旁分泌作用（介质改变）
- HSC基因表达的改变（转录或转录后水平）
- 膜接触抑制↓及对介质敏感性↑
- 免疫反应：肝细胞膜抗原及LPS

持续阶段（炎症期/炎症后期）：
- 细胞增生、表型及趋化性改变，自分泌的作用
- 整合素受体、细胞因子及其受体表达↑
- MMPs/TIMPs失衡及ECM环境改变破坏正负性调节系统
- 免疫反应：变性基质及许多内、外源性抗原

细胞外基质ECM降解受抑

肝纤维化时ECM发生四方面变化：

总体ECM增加3－8倍

ECM亚群不相称增高

形成微异质性ECM分子结构

ECM局部解剖重分布

_早期主要在Disse space内皮下沉积形成 窦周纤维化

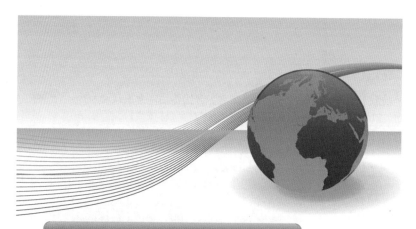

肝纤维化的诊断

- 组织病理学诊断 ——————→ 金标准，但有创性，限制了应用

- 非创伤性诊断
  - --临床评估
  - --生化学评估
    1. 血清学标志物
    2. 相关肝功能及免疫功能
  - --影像学评估

近年来研究较多，但仍需提高诊断特异性和相关性

Options for Liver fibrosis assessment

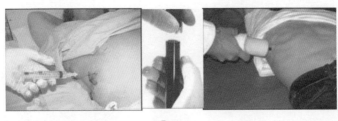

Liver Biopsy Serum Biomarkers FibroScan

Stage of Fibrosis In Chronic Hepatitis

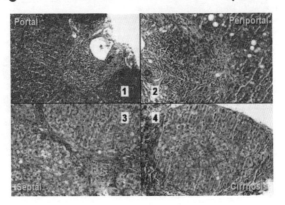

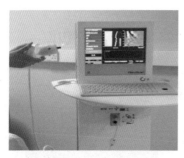

FibroScan

由法国Echosens公司生产的测定肝组织弹性或僵度的专用超声仪命名为FibroScan。

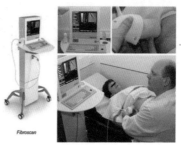

Fibroscan

通过瞬时弹性扫描测定肝组织弹性而推测肝纤维化存在，肝脏弹性选择一个至少6cm厚的无大血管位置进行测量，约占肝脏总体积的1%，测量体积是肝活检的500倍，确保有效减少取材误差。

FibroScan

The probe induces an elastic wave through the liver

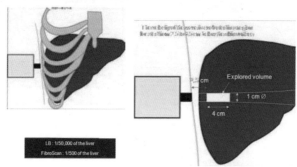

结

论

- 生物标记物检查在临床上最为常用
- Fibroscan与血清学检查联合应用价值高
- 生物标记物可以辅助活检
- 还需要我们进行广泛的、长期的和深入的研究

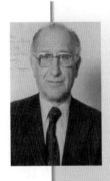

·Hans Popper：

谁能阻止或延缓
肝纤维化的发生，
谁就能治愈大多数
慢性肝病

Anyone who can stop or delay liver fibrosis
would be able to cure most chronic liver diseases.

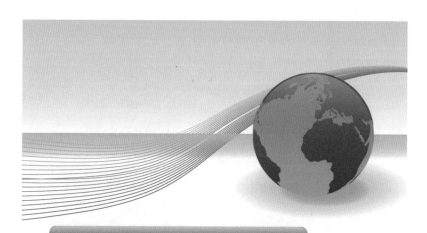

肝纤维化的治疗

- 治疗目的：减轻肝纤维化的程度，延缓其发展甚至逆转其病理过程，防止其进一步向肝硬化发展。

- 治疗原则：祛除原发病因、保护肝细胞、减轻肝脏炎症及抗肝纤维化和对症治疗。

- 治疗策略：由以前的抗炎等非特异性治疗为主，转变为抗HSC活化、细胞因子及基因水平治疗、药物靶向治疗等新思路。

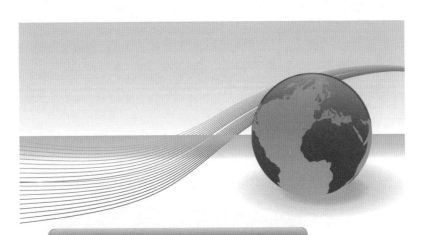

　　治疗策略上应顾及肝纤维化发生和发展的各个方面，包括治疗原发病或祛除致病因素、抗肝脏炎症、抑制胶原纤维形成与促进胶原降解等，这实际上是一种广义的抗肝纤维化综合疗法。其中，病因治疗是抗肝纤维化的首要对策，如有效抑制肝炎病毒复制、杀灭血吸虫、戒酒等可减轻肝脏持续损伤，从而促进纤维化肝组织的修复。慢性炎症反应是纤维化形成的前提，抗肝脏炎症是抗肝纤维化的重要措施。

肝纤维化中西医结合诊疗指南 2006 中国中西医结合学会肝病专业委员会

肝纤维化的中医药治疗

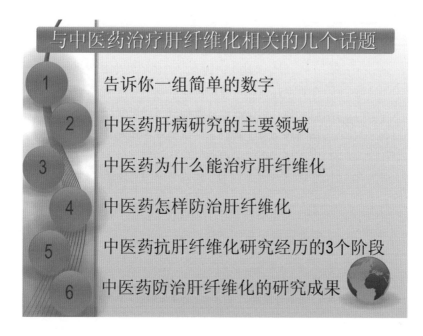

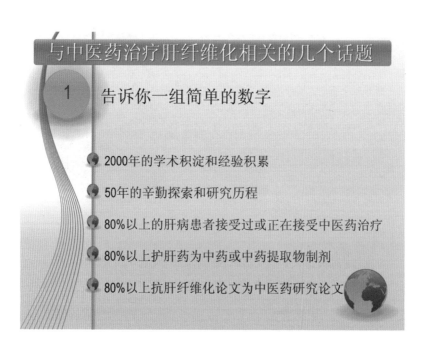

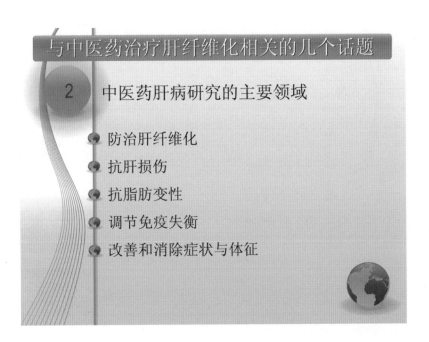

与中医药治疗肝纤维化相关的几个话题

2 中医药肝病研究的主要领域

- 防治肝纤维化
- 抗肝损伤
- 抗脂肪变性
- 调节免疫失衡
- 改善和消除症状与体征

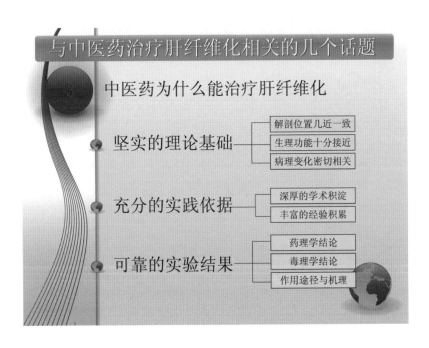

与中医药治疗肝纤维化相关的几个话题

中医药为什么能治疗肝纤维化

- 坚实的理论基础 ── 解剖位置几近一致 / 生理功能十分接近 / 病理变化密切相关
- 充分的实践依据 ── 深厚的学术积淀 / 丰富的经验积累
- 可靠的实验结果 ── 药理学结论 / 毒理学结论 / 作用途径与机理

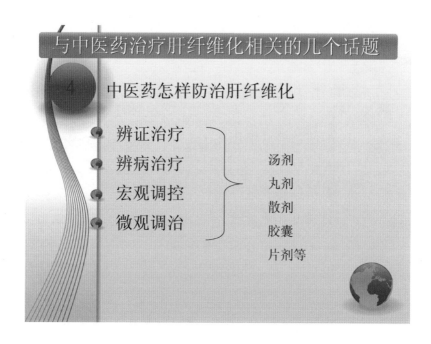

与中医药治疗肝纤维化相关的几个话题

4 中医药怎样防治肝纤维化

- 辨证治疗
- 辨病治疗
- 宏观调控
- 微观调治

汤剂
丸剂
散剂
胶囊
片剂等

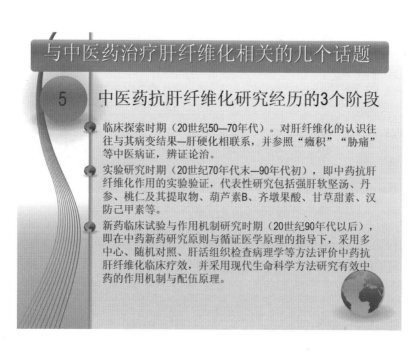

与中医药治疗肝纤维化相关的几个话题

5 中医药抗肝纤维化研究经历的3个阶段

- 临床探索时期（20世纪50—70年代）。对肝纤维化的认识往往与其病变结果—肝硬化相联系，并参照"癥积""胁痛"等中医病证，辨证论治。

- 实验研究时期（20世纪70年代末—90年代初），即中药抗肝纤维化作用的实验验证，代表性研究包括强肝软坚汤、丹参、桃仁及其提取物、葫芦素B、齐墩果酸、甘草甜素、汉防己甲素等。

- 新药临床试验与作用机制研究时期（20世纪90年代以后），即中药新药研究原则与循证医学原理的指导下，采用多中心、随机对照、肝活组织检查病理学等方法评价中药抗肝纤维化临床疗效，并采用现代生命科学方法研究有效中药的作用机制与配伍原理。

- 中医药治疗肝纤维化的理论研究、临床研究和实验研究等主要领域都取得了丰硕的成果。

- 中医药治疗肝纤维化的多成分、多环节、多层次、多靶点的优势得到进一步彰显。

- 国内外肝纤维化研究的学术论文80%以上为中医药论文。

与中医药治疗肝纤维化相关的几个话题

中医药防治肝纤维化的研究成果

中医药治疗肝纤维化的作用机理得到认知与阐明

《中西医结合肝纤维化防治指南》已经制定，并且发挥了很好的作用，引起国内外学术界广泛关注。

主要研究成果：

- 北京王宝恩等研制的以丹参为主的"复方861合剂"通过实验研究探讨中药抗肝纤维化的作用机制及作用靶点，明确了中药抗肝纤维化的中药药理学作用，对指导临床用药具有重要意义，获得了国家科技进步奖。

- 上海中医药大学刘平、徐列明、刘成海教授等完成的"扶正化瘀法在抗肝纤维化治疗中的应用及其相关基础研究"获2003年国家科技进步二等奖。上海徐列明教授完成的肝炎后肝硬化"虚损生积"的中医病机理论的建立和应用，获2011年上海市科技进步一等奖。

- 我们近年完成省"十五攻关"课题"柔肝抑纤饮防治肝纤维化作用机制研究"，以实验研究为主，探讨补肾柔肝法对防治肝纤维化的疗效及作用机制，取得了重大的研究成果，获省科技进步二等奖。另外，"柔肝抑纤饮对肝纤维化大鼠肝窦毛细血管化的影响及配伍二至丸后的对比研究"获山东省中医科学技术奖一等奖。

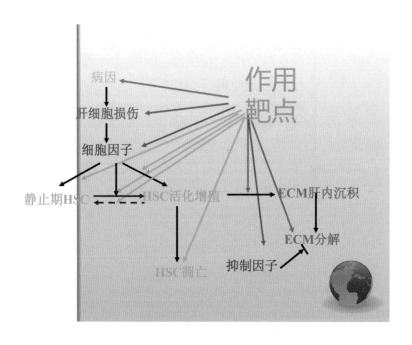

作用靶点

病因
肝细胞损伤
细胞因子
静止期HSC　HSC活化增殖　ECM肝内沉积
ECM分解
HSC凋亡　抑制因子

主要作用机制

- 消除肝纤维化的诱因；
- 保护肝细胞，恢复肝功能；
- 抑制炎症反应；
- 抑制胶原合成和促进胶原降解；
- 调节免疫功能；
- 调控细胞凋亡等。

常用治法与方药

活血化瘀　　化痰消积

健脾磨积　　滋肾软肝

软坚散结　　清热解毒

活血化瘀

多数学者认为血瘀贯穿于肝纤维化的整个病理过程。中国医学科学院血液研究所对中医"血瘀"的本质进行了10余年的研究，阐明血瘀的本质是：纤维结缔组织的增生与变性，以及微循环障碍。近年来中医药抗肝纤维化的重点热点课题也以活血化瘀为主，取得了重大成果。

常用**活血化瘀**药

中 药
马鞭草、莪术、三棱、丹参、当归、鸡血藤、泽兰、红花、桃仁、水蛭、土元、赤芍、川芎、三七、地龙、丹皮……

中成药
扶正化瘀胶囊

单味中药研究

丹参：改善微循环障碍，改变血液流变学，抗凝、抗炎、耐缺氧、提高免疫功能等。

桃仁：增加肝脏血流量，提高肝脏组织胶原酶活性，促进胶原纤维分解代谢及降低胶原含量等。

当归：抑制成纤维细胞的增生，抑制胶原沉积和促进肝细胞再生。

……

软坚散结

鳖　甲、穿山甲、皂　刺、白　芍、生牡蛎、象　贝、海金砂、三　棱、莪　术、鸡内金、炒水蛭、水红子、海蛤粉……

健脾磨积

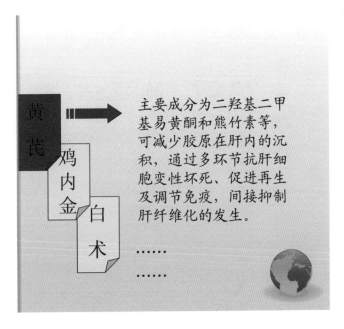

黄芪

鸡内金

白术

……
……

主要成分为二羟基二甲基易黄酮和熊竹素等，可减少胶原在肝内的沉积，通过多环节抗肝细胞变性坏死、促进再生及调节免疫，间接抑制肝纤维化的发生。

化痰消积

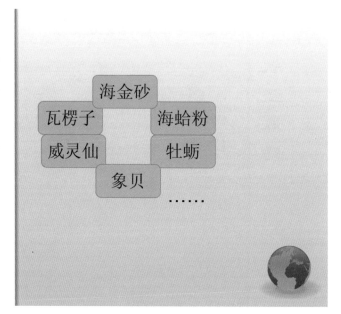

海金砂

瓦楞子　　海蛤粉

威灵仙　　牡蛎

象贝

……

滋肾软肝

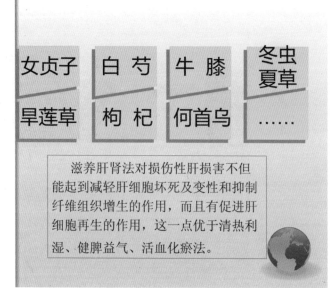

女贞子　白芍　牛膝　冬虫夏草

旱莲草　枸杞　何首乌　……

　　滋养肝肾法对损伤性肝损害不但能起到减轻肝细胞坏死及变性和抑制纤维组织增生的作用，而且有促进肝细胞再生的作用，这一点优于清热利湿、健脾益气、活血化瘀法。

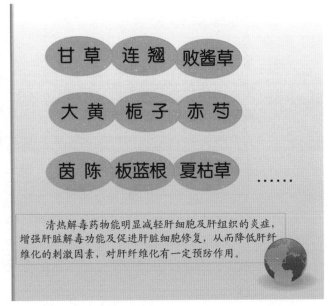

清热解毒

甘草　连翘　败酱草

大黄　栀子　赤芍

茵陈　板蓝根　夏枯草　……

　　清热解毒药物能明显减轻肝细胞及肝组织的炎症，增强肝脏解毒功能及促进肝脏细胞修复，从而降低肝纤维化的刺激因素，对肝纤维化有一定预防作用。

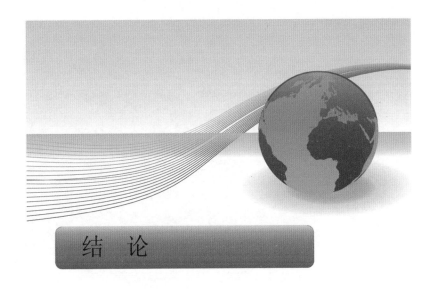

结　论

- 肝纤维化是可逆的。
- 中医药介入是必要的。
- 选择固定剂型是适宜的。
- 中西医联合是我国肝病防治唯一正确的途径。
- 联合胜于单用、互补胜于竞争。唯有中西两种科学元素的碰撞和交融，才可能催生出创新性成果，才能真正使我国肝病防治走在世界前列。

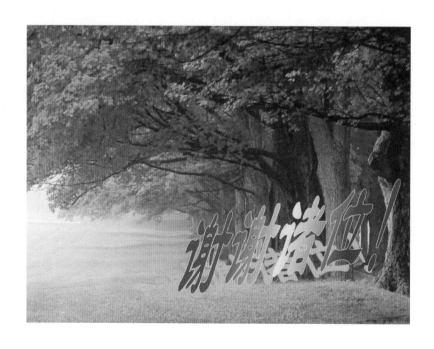